VORTRÄGE UND AUFSÄTZE ÜBER

ENTWICKLUNGSMECHANIK DER ORGANISMEN

HERAUSGEGEBEN VON **WILHELM ROUX**

HEFT XXXIV

VITALISMUS UND PATHOLOGIE

VON

DR. BERNH. FISCHER

O. PROFESSOR DER ALLGEMEINEN PATHOLOGIE U. PATHOLOGISCHEN ANATOMIE
DIREKTOR DES SENCKENBERGISCHEN PATHOLOGISCHEN INSTITUTS
DER UNIVERSITÄT ZU FRANKFURT A. M.

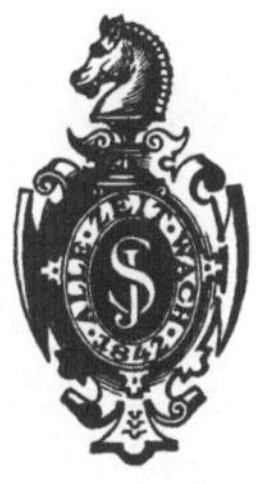

BERLIN

VERLAG VON JULIUS SPRINGER

1924

ISBN 978-3-642-98687-1   ISBN 978-3-642-99502-6 (eBook)
DOI 10.1007/978-3-642-99502-6

Vorwort.

Die vorliegende Abhandlung verdankt ihre Entstehung Studien über die Grundprobleme der Geschwulstlehre und war in diesem Zusammenhange bereits 1913 niedergeschrieben (vgl. Frankf. Zschr. f. Pathologie Bd. 11, S. 1 und Bd. 12, S. 367. 1913).

Äußere Umstände, insbesondere der Krieg, verhinderten jedoch ihr Erscheinen und erst in den letzten Jahren fand ich Zeit, sie nochmals gründlich umzuarbeiten und dem heutigen Stande des Wissens anzupassen. Daß die Arbeit in recht vielen Punkten lückenhaft ist und der Ergänzung bedürfte, weiß niemand besser als der Verfasser. Aber es lag weder in meiner Absicht, eine erschöpfende mechanistische „Philosophie des Organischen" zu schreiben — das sei Berufenen überlassen — noch wollte ich — so reizvoll das Problem erscheinen möchte — noch weitere Arbeit darauf verwenden, zumal wir eine Vertiefung der hier behandelten Probleme nur von weiterer Aufklärung des Mechanismus der Lebenserscheinungen selbst erwarten können.

Frankfurt a. M., 16. Dez. 1923.

Der Verfasser.

Inhalt.

Einleitung. — Aufgabe.

Die Pathologie ist nur ein kleiner Ast am weitverzweigten Baume der Lehre vom Lebendigen. Die Biologie ist Grundlage und Mutter der Pathologie und alle großen, grundlegenden Fragen der Biologie müssen auch grundlegend, bestimmend für die Pathologie sein, alle großen Fortschritte der Biologie müssen auch der Pathologie immer wieder mächtige Impulse geben. Andererseits werden auch die Tatsachen und Fortschritte der Pathologie zu manchen Fragen der allgemeinen Biologie wichtige, ja entscheidende Beiträge liefern können. In diesem Sinne soll hier die Frage untersucht werden, ob die Pathologie zu der, weite naturwissenschaftliche Kreise so lebhaft bewegenden Frage des Vitalismus einiges beizutragen vermag und wie weit unsere Stellung zu dieser grundlegendsten Frage der Biologie auch die Probleme der Pathologie zu beeinflussen in der Lage ist.

Wenn wir als Ziel und Aufgabe naturwissenschaftlicher Biologie die kausale Analyse der Lebensvorgänge betrachten, so ist die Vorbedingung, ja notwendige Voraussetzung dieser kausalen Erforschung der Lebensvorgänge die Gesetzmäßigkeit der organischen Welt. Diese strenge Gesetzmäßigkeit der organischen Welt wird — wenn auch in recht verschiedener Schärfe und Form — in Frage gestellt durch den Vitalismus, die Lehre von einer besonderen Lebenskraft.

Diese Lehre hat, obwohl sie eigentlich niemals völlig erloschen war, im Laufe der letzten zwei Jahrzehnte eine kraftvolle, empirisch und philosophisch tief durchdachte und eingehend begründete Wiederauferstehung erlebt, so daß wohl kein Naturforscher mehr achtlos an ihr vorübergehen kann und jedenfalls zu ihr Stellung nehmen muß. Vielfach lehnen allerdings die Neovitalisten die alte Annahme einer besonderen Lebenskraft, besonders als Energieform ab, aber das ist mehr eine Frage der Nomenklatur. Das Wesentliche ist, daß ebenso wie die alten Vitalisten die Neueren (Bunge, E. v. Hartmann, Rindfleisch, Pauly, Francé, W. Stern u. a.) die physikalisch-chemische Erklärbarkeit des Lebens grundsätzlich bestreiten. Die „Entelechie" von Hans Driesch, die Dominanten und Systemkräfte von Reinke, die „Impulssysteme" von v. Uexküll, die Atomseelen von Rich. Koch sind an die Stelle der alten Lebenskraft getreten. Diese Kräfte sollen nicht-energetisch sein, sich beliebig aus sich selbst vermehren können und alle Lebensvorgänge regeln. H. Driesch, der Hauptvertreter, man darf wohl sagen der Begründer des Neo-Vitalismus, hat in ihm das Problem des Organischen überhaupt erblickt und es ist unzweifelhaft, daß jede Erforschung der Lebensvorgänge auf dieses Grundproblem zurückgehen muß.

Heute stehen sich darum wieder, wie vor langer Zeit in der Naturwissenschaft die beiden Weltanschauungen gegenüber: der Mechanismus, der behauptet, daß auch alle Lebensvorgänge den Gesetzen des physikalischen-chemischen Geschehens, die die anorganische Welt beherrschen, unterworfen sind und der Vitalismus, der dies bestreitet und eine besondere Lebenskraft, ein besonderes psychisches Etwas, Agens oder ähnliches annimmt, ohne dessen Annahme die organische Welt unerklärbar, unbegreiflich sei.

Während die mechanistische Theorie auch für alle Erscheinungen des Lebendigen die gesetzmäßige Gebundenheit an das materielle Substrat annimmt, glaubt der Vitalismus, daß die Entwicklungs-, Bildungs- und Funktionsfolgen der lebendigen Substanz durch immaterielle Kräfte, „Impulssysteme" geregelt, durch eine „Impulsmelodie selbstherrlich bestimmt" werden (v. Uexküll). In dieser selbstherrlichen Autonomie eines immateriellen Leiters aller Lebensvorgänge — mag man ihn nennen wie man will — liegt der grundsätzliche Gegensatz zwischen Mechanismus und Vitalismus.

Als der Vitalismus sich bereits sehr kräftig geregt hatte, schrieb Eugen Albrecht im Jahre 1905: „Lassen wir dem neuen Vitalismus nur etwas Zeit; er wird, wenn er nur so ausgezeichnet wie es bisher von Driesch u. a. geschah, zu experimentieren fortfährt, voraussichtlich noch schneller als der alte ganz eigentlich aus sich selbst gestorben sein." Mir will scheinen, daß diese Voraussage Albrechts sich bis heute nicht erfüllt hat, behauptet doch im Jahre 1923 v. Uexküll, das Beweismaterial für den Vitalismus habe sich in den letzten Jahren derart angehäuft, daß man die Frage als entschieden ansehen dürfe.

Im folgenden nehme ich zum Vitalismus Stellung, weil dies Problem die wichtigste Vorfrage der Pathologie ist; aber wenn die folgenden Zeilen auch den Vitalismus ablehnen, so bilde ich mir doch nicht ein, damit den Vitalismus in allen Punkten und besonders für jede geistige Einstellung widerlegt zu haben, zumal eine Reihe der angeblichen Beweise des Vitalismus rein spekulativ-philosophischer Natur sind, auf deren Erörterung ich hier um so weniger eingehen will, als sie meinem eigenen Arbeitsgebiet sehr fern liegen. Es gibt sicher geistige Einstellungen und philosophische Richtungen, für die die Idee des Vitalismus überhaupt unwiderlegbar ist, da einerseits eben das Lebensproblem seiner Natur nach tatsächlich auf unabsehbare Zeit eine restlose, mechanistische Auflösung nicht erwarten läßt, andererseits aber grundsätzlich das Problem der Qualität der Materie, worauf später noch einzugehen ist, in der Biologie eben so wenig mechanistisch auflösbar ist wie in Physik und Chemie.

Vor allem gibt es philosophische Einstellungen, denen ein Ignoramus auf Gebieten der „Wirklichkeit" eine vollständige Unmöglichkeit bedeutet, die schon im Interesse ihrer philosophischen „Ordungslehre" vor dem absoluten Zwang stehen, leere Flächen mit ihren Denkgebilden zu beleben und auszufüllen. Und in diesem Sinne ist Hans Driesch durchaus im Recht, wenn er schreibt[1]), daß es „logisch leichter ist, den Vitalismus zu beweisen als ihn zu widerlegen."

Bewiesen werden soll an dieser Stelle entgegen den Ansprüchen des Vitalismus nur die volle Berechtigung der mechanistischen Auffassung der Lebensprobleme. Damit soll nicht gesagt sein, daß jeder vitalistische Gedankengang unberechtigt sei. Stets bleiben letzte unauflösbare Probleme übrig und mit Recht sagt Roux (1914): „Soweit sich die Differenz zwischen beiden Gruppen auf das ganz Unbekannte bezieht, haben beide Gruppen gleiches Recht auf Anerkennung." Empirisch forschen können aber — und das ist schließlich das Wichtigste — auch die Vitalisten, wie Roux scharf betont, nur auf derselben theoretischen Grundlage, mit denselben Methoden und unter Anerkennung derselben strengen Kausalität wie der Mechanist: „Nur so weit sie dies annehmen, können wir gemeinsam arbeiten."

---

[1]) Phil. d. Org. 2. Aufl., S. 559. 1921.

I. Grundlagen.
Die Regenerationen und Ganzheitsleistungen.

Die Begründungen gegen die alte, aber auch heute noch in manchen Vertretern lebendige Form des Vitalismus, der eine besondere für die Gesetze der Naturwissenschaft unangreifbare Energie, Lebenskraft annimmt, waren so durchschlagende, daß die moderne Richtung, die in Hans Driesch ihren glänzendsten und erfolgreichsten Vertreter gefunden hat, den Versuch gemacht hat, die vitalistische Lehre mit den Gesetzen der Chemie und Physik in Einklang zu bringen. Beiden Richtungen des Vitalismus ist aber der Grundgedanke gemeinsam, daß eine Auflösung des organischen Geschehens in die Gesetze der Physik und Chemie, daß eine mechanische Erklärung der Lebensvorgänge unmöglich ist.

Das Wort von Helmholtz, die Naturwissenschaft habe keinen Sinn, wenn wir uns die Natur nicht als begreiflich vorstellen, ist mit Recht oft zitiert worden. Ihm gegenüber weist der Vitalismus darauf hin, daß doch ein ungeheuer großer Teil der Lebensvorgänge rein physikalisch-chemischer Natur, also erforschbar wäre, während nur ein — vielleicht kleiner — unerklärbarer Rest bleibt. Aber da heute und selbst bei sehr großen Fortschritten der Naturwissenschaft auch in einigen Jahrhunderten noch nicht festzustellen sein wird, wo die Grenzen der „mechanistischen Erklärbarkeit" liegen, so hätte die weitere naturwissenschaftliche Forschung tatsächlich kaum viel Sinn, es sei denn, daß sie neue Phänomene ihrer „Unerklärbarkeit" wegen aufsuchte, um damit „Beweise" des Vitalismus aufzudecken, wie das ja auch vielfach in den letzten Jahren geschehen ist. Richard Koch sagte in neuester Zeit sehr treffend darüber[1]): „Es gibt eine Möglichkeit aus dem Streit der Mechanisten und Vitalisten, soweit diese nur um Naturerscheinungen streiten, die es wirklich gibt, einiges Zeitbedingte und eigentlich Unwesentliche abzuspalten, und dann in beiden Lagern nur Sätze zu finden, die nebeneinander bestehen können, die sich ergänzen." Besser kann man tatsächlich den Anspruch des Vitalismus nicht kennzeichnen: Alles mechanistisch erforschbare, also der Naturwissenschaft zugängliche ist „eigentlich unwesentlich"! Ich weiß nicht, woher dann die Naturwissenschaft noch den inneren tiefsten Antrieb zu ihrer schöpferischen Arbeit in der Biologie nehmen soll, wenn sie eigentlich nur die „unwesentlichen" Teile des Lebensproblems ergründen kann.

---

[1]) Ärztliches Denken, Vorwort S. VII. München: J. F. Bergmann 1923.

Die Naturwissenschaft hat also m. E. ein großes, ja direkt praktisches Interesse daran, die mechanistische Erklärbarkeit der Lebenserscheinungen vorauszusetzen. Aber ich glaube sie hat bis heute auch noch ein logisches Recht dazu und eine zwingende Notwendigkeit, den Vitalismus als richtig anzuerkennen, liegt nicht vor.

Hier müssen wir allerdings eine wichtige grundsätzliche, vom Vitalismus eigentlich regelmäßig völlig vernachlässigte Feststellung machen: Der Satz, auch alle Erscheinungen des Lebens seien restlos auf die Gesetze von Chemie und Physik zurückzuführen, wird fast ausnahmslos in doppelter Richtung falsch ausgelegt und ist dann natürlich leicht zu widerlegen. Es ist aber 1. gar keine Rede davon, daß die uns bis heute bekannten Gesetzmäßigkeiten der physikalischen Welt auch nur annähernd ausreichen könnten, die Lebensprobleme zu erklären. Aber niemand weiß, wie weit wir noch unsere Kenntnis des physikalischen Weltbildes vertiefen und erweitern und damit zugleich weiter in die Probleme des Lebens eindringen können. Von viel größerer Wichtigkeit ist aber der zweite Punkt: Die Anerkennung des Mechanismus bedeutet mit keinem Worte die Verkennung der ganz besonderen, grundsätzlich ganz neuen und eigenartigen Probleme im Bereiche des Lebens. Es ist durchaus möglich, ja m. E. heute schon ein zwingender Erkenntnisschluß, daß im Bereiche des Lebendigen viele ganz besondere Gesetze herrschen, die in der rein-physikalischen, anorganischen Welt nicht vorkommen. Darüber wird an einer späteren Stelle dieser Arbeit, in der Theorie der Synthese, die Rede sein. Das hat deshalb gar nichts mit Vitalismus zu tun. Das, was der Mechanismus bestreitet und seiner Natur nach bestreiten muß, ist nur und ausschließlich die Existenz und Wirksamkeit autonomer, übermaterieller Faktoren, die in das chemisch-physikalische Geschehen der Lebensvorgänge selbstherrlich eingreifen, sie leiten, ordnen, antreiben oder hemmen können.

Nur kurz sei auf zwei logische Beweise der mechanistischen Theorie hingewiesen, die wir in dieser scharfen Prägung Eugen Albrecht verdanken:

„1. Wenn die Eigenschaften der Elemente als konstant angenommen werden (Wiederherstellbarkeit aus den ‚Verbindungen‘), so müssen die Eigenschaften des aus einer begrenzten Anzahl derselben zusammengesetzten lebenden Körpers ebenso durch deren Kombination nach Art, Masse und Anordnung völlig bedingt und bestimmt gedacht werden, wie die Eigenschaften anderer zusammengesetzter Körper, etwa der

Salze, der Kohlehydrate usw. (Beweis aus den chemischen Voraussetzungen).

2. Der lebende Körper muß sich ebenso wie jeder andere — theoretisch — für einen gegebenen Moment völlig durch physikalische Konstanten ausdrücken lassen (als physikalisches „Gleichgewichtssystem", ein Teil der „physikalischen Welt"). Daraus folgt, daß der lebende Körper auf allen Stadien und somit auch die Aufeinanderfolge („Entwicklung", „Anpassung" usw.) dieser physikalischen Systeme völlig physikalisch ausdrückbar, physikalisch erzeugt sein muß (Beweis aus den physikalischen Voraussetzungen)."

Beweisen dieser Art hält allerdings der neuere Vitalismus (insbesondere Driesch und v. Uexküll) entgegen, daß die Richtigkeit dieser Sätze nicht bestritten werde und trotzdem die vitalistische Theorie unbestreitbar sei. Mir will scheinen, daß solche Behauptungen nur ein geschicktes Operieren mit Worten und philosophischen Deduktionen zugrunde liegt. Tatsächlich schließen sich m. E. beide Anschauungen aus.

Auf die rein psychologischen und philosophischen Beweise des neueren Vitalismus will ich hier nicht näher eingehen, das sei Berufeneren überlassen — sie scheinen mir keineswegs zwingend zu sein, haben auch, wie B. Kern sagt, in der Naturwissenschaft wenig Kredit mehr und ich möchte der Bemerkung v. Hansemanns mich anschließen, daß die ganze Geschichte der Naturphilosophie nur eine Kette von Beweisen dafür ist, wie häufig die noch so strenge Logik der Philosophen durch die Natur Lügen gestraft wurde.

Auch auf den Beweis des Vitalismus, den H. Driesch (mit ihm v. Uexküll) aus dem „Wesen der Handlung" schöpfen zu können glaubt, gehe ich hier nicht näher ein, und verweise nur auf die Widerlegung durch Jensen. Die Beziehung des Psychischen zur Materie, worauf wir zum Schluß noch zurückkommen werden, kann überhaupt, das betone ich vor allem gegen Verworn, naturwissenschaftlich nicht „erklärt" werden, auch wenn alle „Bedingungen" zur Entstehung des Psychischen bekannt wären. Natürlich kommt es hier sehr auf das Erklärungsbedürfnis des Einzelnen an, aber ich kann auch in der Annahme der Identität des Physischen und Psychischen (s. bei B. Kern) eine naturwissenschaftliche Erklärung nicht erblicken. Hier liegen nur Versuche der Symbolisierung vor, womit wir uns noch beschäftigen werden.

Sehen wir die anderen Beweise des Vitalismus an, so gründen sie sich im wesentlichen auf drei Tatsachen, die auch vielleicht als Einheit gedacht werden können und von Driesch, wenn ich ihn recht verstehe, einheitlich gefaßt werden, es sind dies die unverkennbare Ordnung in den organischen Vorgängen, die Zweckmäßigkeit derselben und die Einheit des Organismus.

Hier sei zunächst eine grundsätzliche Bemerkung gestattet. Wir haben in den genannten Dingen Tatsachen, besser gesagt Tatsachenreihen vor uns, die unter Begriffe zusammengefaßt werden. „Scharfe Begriffsbestimmung ist das erste Erfordernis wahrer Wissenschaft" (H. Driesch 1900). Bisher ist hierin in der Naturwissenschaft höchstens Vorarbeit geleistet und unsere biologischen Begriffe sind nur Abstraktionen, durch Fortlassung von Merkmalen aus den Einzelbegriffen gewonnen. Besonders Rickert hat die völlige Unzulänglichkeit der naturwissenschaftlichen Begriffe eingehend dargetan. Driesch nennt daher die biologischen Begriffe „Kollektivbegriffe" und für sie trifft daher die Kritik von Bleuler durchaus zu, daß sich auf solchen schwankenden, unscharfen Begriffen mit richtiger Logik die falschesten Schlüsse aufbauen lassen. Die Begriffe der organischen Ordnung, Zweckmäßigkeit und Einheit sind bis heute noch nebelhaft, nirgends scharf zu umreißen und begrifflich heute noch ebensowenig festzulegen wie der Begriff der Persönlichkeit. Trotzdem müssen mir mit diesen „Kollektivbegriffen" arbeiten. Im Lebendigen sind Ordnung, Zweckmäßigkeit und — bis zu einem gewissen, im Einzelfalle recht verschiedenen Grade — Einheit überall vorhanden. Diese drei — unbestreitbaren — und alle organischen Vorgänge im Gegensatz zu den anorganischen charakterisierenden Tatsachen sind nun nach dem Vitalismus, insbesondere nach H. Driesch mechanistisch unerklärt und unerklärbar.

Zunächst wird immer wieder übersehen, daß dieser Nachweis der Unerklärbarkeit eines Lebensvorganges da geführt werden müßte, wo die Lebensvorgänge mechanistisch bereits vollkommen erforscht sind. So lange dies nicht der Fall — und es trifft noch bei keinem Vorgang organischer Formbildung zu — ist der Beweis der mechanistischen Unerklärbarkeit nicht zu erbringen. Alles Unsichere, Dunkle, Ungewisse kann nicht gegen die mechanistische Erklärbarkeit der Lebensvorgänge ins Feld geführt werden. Zur Straßen (1908) betont sogar mit guten und überzeugenden Gründen, daß alles Unsichere zugunsten der mechanistischen Anschauung ausgelegt werden muß.

Also die Tatsache, daß viele, ja die allermeisten organischen Vorgänge auf Grund des heutigen Standes der Naturwissenschaft noch
nicht erklärt werden können, beweist nichts dafür, daß eine mechanistische Erklärung unmöglich ist, denn das wird niemand bestreiten, daß
die chemisch-physikalischen Vorgänge noch bei keinem Formbildungsvorgang wirklich auch nur bis in alle wesentlichen Teile aufgedeckt sind.

Diese Tatsache aber ignoriert der Vitalismus geflissentlich, ja man
muß sagen grundsätzlich. Driesch hat den Nachweis, daß häufig
(durchaus nicht immer, wie fälschlich v. Uexküll schreibt) aus einem
durch mechanischen Eingriff halbierten Keim zwei ganze Tiere entstehen können, als Beweis dafür angesehen, daß ein unsichtbares Gefüge
im Keim nicht vorhanden sein könne, das ja durch Zerschneiden zerstört werden muß. Dieser „Grundversuch" von Driesch — wir kommen
auf ihn noch genauer zurück — soll auch nach v. Uexküll ein ebenso
„einfacher wie einleuchtender" Beweis des Vitalismus sein. Es ist mir
unverständlich, wie zwei so scharfe und geniale Denker derartiges als
„Beweis" ansehen können. Von Art, Masse und Qualität des unsichtbaren Gefüges im Keim wissen wir zwar (s. später) einiges, aber doch
noch so wenig, daß niemand sagen kann, dieses „Gefüge" müsse sich
bei bestimmten Eingriffen so oder so verhalten. Sobald das Gesamt-
gefüge des Eies bis in seine Molekular- und Atomstrukturen hinein genau
und in sämtlichen Einzelheiten bekannt ist, mögen Driesch und
v. Uexküll uns sagen, wodurch ein solches Gefüge beeinflußt, in seinem
wesentlichen Bau zerstört wird usw. Vorher ist das reine Phantasie,
die gar nichts beweist. Die Möglichkeiten aller materiellen Gefüge
sind überhaupt nicht bekannt, und der Schluß, jedes Gefüge müsse sich
so oder so und könne sich nicht anders verhalten, ist ein logischer Fehlschluß.

v. Uexküll ist zwar nicht ganz so sicher in der Ablehnung eines
chemischen Gefüges. Er meint, man könne „ein chemisches Geheim-
gefüge ersinnen, das vielleicht allen Ansprüchen gerecht würde". Aber
da ein solches chemisches Gefüge sich in seiner räumlichen Ausbreitung
von einem mechanischen Gefüge nicht unterscheide, so müsse es auch
bei einer mechanischen Durchtrennung die Eigenschaften des Gefüges
verlieren. Das wird einfach a priori dekretiert. v. Uexküll kennt
weder alle physikalischen noch alle chemischen Gefügemöglichkeiten
und kann daher überhaupt über ihre Eigenschaften nichts absolut
Gültiges aussagen. Ist aber das „Gefüge" des Keimes — und wir haben

allen Grund dies anzunehmen, s. später — im wesentlichen chemischer Natur, so kann die mechanische Teilung gar nichts zerstören. Wir können also Driesch und v. Uexküll nur raten, in dem „Grundversuch" einmal das chemische „Gefüge" des Keims zu stören, ja nur den Kolloidzustand des Keims zu ändern, dann wird das Resultat anders werden. Trotz aller Entelechien und Impulssysteme, trotzdem die ganze Materie noch restlos vorhanden ist, entwickelt sich dann auch aus dem ganzen Keim keine Larve mehr. Die „Regel", die nach v. Uexküll im Keim primär vorhanden ist, die über allem Materiellen steht und herrscht, wird ebensowenig durch Chemikalien oder Wärme wie „durch das Messer zerschnitten", da sie ihrem Wesen nach unräumlich ist, sie müßte also in vollem Maße weiter wirken. In Wirklichkeit ist die ganze Regel erledigt, hinfällig, sobald das chemische „Gefüge" des Keims auch nur wenig geändert ist. Der Schluß v. Uexkülls, daß sich ein chemisches Gefüge ebenso verhalten müsse wie ein physikalisches und durch eine mechanische Durchtrennung alle Eigenschaften des Gefüges verlieren müsse, ist also nicht haltbar und tatsächlich zu widerlegen.

Die Selbstvermehrung der Lebewesen und ihre Regenerations- und Anpassungsfähigkeit sind die Kernfragen, deren mechanistische Unerklärbarkeit, „Denkunmöglichkeit" der Vitalismus immer wieder behauptet. Roux hat aber schon vor vielen Jahren gezeigt, daß diese Fähigkeiten, grundsätzlich wenigstens, ihre mechanistische Erklärung in der wichtigsten Grundeigenschaft aller lebendigen Substanz, der Selbstregulation finden. Diese Selbstregulation baut sich auf der Assimilation und der Überkompensation im Ersatz des Verbrauchten auf — alles primäre, rein mechanistisch verständliche Eigenschaften, ohne die lebendige Substanz überhaupt nicht bestehen, nicht „dauerfähig" sein könnte.

Roux hat überzeugend dargetan, daß schon in der Flamme die drei Grundvorgänge des Lebens: Selbstassimilation, Selbstdissimilation und Ausscheidung des Verbrauchten gegeben sind, Vorgänge, deren mechanistische Erklärung nach dem Vitalismus „denkunmöglich" ist. Wir hätten also auch für die Flamme die Entelechie zur Erklärung ebenso notwendig, wie für das Lebendige. Roux hat gezeigt, daß selbst das schwierigste Grundproblem des Lebens, das die größten Rätsel des Organischen einschließt, die morphologische Assimilation keinerlei mechanistische Denkunmöglichkeiten einschließt. Die Grundeigenschaft der lebendigen Substanz, die Selbstregulation, beherrscht alle Verrichtungen der Zelle wie des Organismus. Die Beweise für die mechanistische Auffassung all dieser Grundeigenschaften des Organischen sind von Roux beigebracht — wir dürfen deshalb davon absehen, sie hier im einzelnen zu wiederholen.

Auch die Selbstvermehrung und Vererbung der Organismen leitet sich letzten Endes aus der Fähigkeit der morphologischen Assimilation ab und sie findet ihre mechanistische Grundlage in der Keimplasmalehre von Weismann und Roux — wir werden darauf später noch zurückkommen.

Weitere Beweise dafür, daß eine mechanistische Erklärung des Organischen denkunmöglich ist, glaubt Driesch vor allem aus den Regenerationen und dem Verhalten seiner harmonisch-äquipotentiellen Systeme erbringen zu können. Da sind in erster Linie diejenigen Regenerationen zu nennen, die die Einheit des Organismus, die „Idee des Ganzen" in jedem seiner Teile nachweisen, die bis heute nur von der Ganzheit der organischen Form aus verständlich sein sollen. Die Regeneration bei Clavellina, Tubularia zwingen Driesch zu dem Schluß, daß die komplizierte chemisch-physikalische „Maschine", die die Gesamtheit des weit differenzierten Organismus bildet, sowohl im ganzen wie in allen einzelnen — ganz gleich wie abgetrennten — Teilen des Organismus vorhanden sein muß.

Die Ascidie Clavellina kann sowohl vom Bienenkorb wie vom Eingeweidesack aus (durch Sprossung von der Wunde aus) das ganze Tier regenerieren; es kann aber auch der Kiemenkorb „seine Organisation vollständig zurückbilden, bis er eine weiße Kugel darstellt, welche nur aus zwei, den Keimblättern entsprechenden Epithelien mit Mesenchym dazwischen besteht, und sich dann nach einer gewissen Ruheperiode zu einer neuen Organisation umbilden. Diese neue Organisation ist aber nun nicht diejenige eines Kiemenkorbes, sondern stellt eine sehr kleine, aber vollständige Ascidie dar."[1]) Daraus folgert Driesch: alles kann jedes und jedes kann alles —, was mechanistisch undenkbar und unerklärbar wäre.

Schon der Begriff des auch in den entwickelten Körperzellen — bei manchen Gattungen — vorhandenen undifferenzierten Keimplasmas zeigt m. E. die „Denkmöglichkeit". Es ist äußert lehrreich, daß auch v. Uexküll zu dem Schluß kommt, alle übermaschinellen Fähigkeiten

---

[1]) Phil. d. Org. Bd. 1, S. 130. 1909.

seien dem Protoplasma zuzuschreiben, „das den ganzen Körper durchzieht“ und die Fähigkeit besitzt, „die maschinellen Apparate immer wieder neu zu schaffen und wieder aufzulösen“. Das ist im Wesen nichts anderes als die Keimplasmatheorie und der Schluß v. Uexkülls, daß diese Fähigkeiten des Keimplasmas mechanistisch undenkbar seien, wäre erst dann zwingend, wenn ihm das gesamte chemisch-physikalische „Gefüge“ dieses Keimplasmas bis in alle Einzelheiten des Elektronenaufbaus hinab bekannt wäre. Für die Fähigkeiten der einzelnen Körperteile und des Keimplasmas hat dann Semon in seiner genialen Theorie der mnemischen Erregungen ebenfalls Erklärungsmöglichkeiten gegeben und jedenfalls eine „Denkmöglichkeit“ aufgezeigt. Er schreibt[1]): „Beliebige Ausschnitte aus den Wurzeln mancher Pflanzen (z. B. Scorzonera, Leontodon usw.) vermögen das ganze Pflanzenindividuum wieder aufzubauen. Auch Infusorien, wie z. B. Stentor, kann man in beliebige Teilstücke zerlegen; sind diese Teilstücke nicht allzu klein und enthalten sie wenigstens Bruchstücke des Kerns, so wird aus jedem derselben ein vollständig verkleinerter Stentor. Die betreffenden Bruchstücke der Planarie, der Scorzonera, Begonie und des Stentors besitzen den gesamten ererbten Engrammschatz des vollständigen Individuums.“

Endgültig widerlegt wurde die Beweisführung von Driesch durch die genaue Untersuchung von Schaxel (1914). Schaxel wiederholte die Versuche von Driesch und verfolgte den „Verjüngungsvorgang“ im Mikroskop an Serienschnitten. Da zeigte sich denn, daß von einem Embryonalwerden irgendwelcher Gewebe im Dienste der rückläufigen Entwicklung keine Rede sein kann. Es handelt sich ausschließlich um Zerstörung der typischen Organisation, und zwar so völlige Zerstörung, daß keine Wiederauffrischung mehr möglich ist (Zerfall der Muskulatur und der anderen Gewebe, Aufnahme der Reste durch Phagozyten, Zerfall dieser Phagozyten). Der Wiederaufbau des Tieres geht aus von sogenannten „Reservezellen“, Zellgruppen, die in den verschiedenen Geweben des unversehrten Tieres verteilt sind. Die differenzierten Gewebe werden vollständig zerstört, und auf dem Umweg der Phagozytose oder der histolytischen Degeneration beseitigt. Indifferent gebliebene Zellkomplexe werden dadurch von den „Nachbarschaftswirkungen“ befreit und ihnen die bisher aufgehaltene Weiterentwicklung ermöglicht. Es kommt zur Bildung einer typischen Knospenanlage aus drei in sich indifferenten

---

[1]) Die Mneme. 3. Aufl., S. 150. 1911.

Zellschichten, die in durchaus typischer Entwicklung die Bildung der neuen Clavellina leisten — also Wiederaufbau der ganzen Organismen aus erhalten gebliebenen, undifferenzierten Zellen, die noch Vollkeimplasma enthielten.

Weiterhin beweist der Begriff der „prospektiven Potenz", den wir ja Hans Driesch selbst verdanken, daß durchaus nicht alles jedes und jedes alles kann, denn auch die prospektive Potenz weist ja häufig die stärksten Einschränkungen auf und zeigt in ihrem ganzen Verhalten auf das Deutlichste ihre streng materielle Gebundenheit. Gerade die Einschränkung der Potenzen bei der Entwicklung stimmt sehr gut überein mit der mechanistischen Vorstellung der Präformation der Eistruktur, während die Tatsachen a) der unter abnormen Bedingungen auftretenden Potenzen, die gar nicht prospektiv d. h. vorgesehen sein können, da sie oft recht zweckwidrig sind b) der mit der Höhe der Differenzierung immer mehr schwindenden Potenzen starke Stützen der mechanistischen Auffassung darstellen. Der Vitalismus oder gar der Psychismus von Rich. Koch müßten das Gegenteil fordern: je feiner differenziert die mechanistischen Grundlagen, um so großartiger müßten doch die Kräfte der Entelechie, der Zweckmäßigkeit, der Impulssysteme, des Geistes als Leiter des Lebendigen sich entfalten. Das Gegenteil ist der Fall. Das, was Driesch im Kern der Sache wirklich mechanistisch unerklärbar ist, ist die Tatsache, daß das Ganze und jedes seiner Teile die „Idee" des Ganzen enthält. Aber das ist keineswegs mechanistisch unvorstellbar, worauf später noch einzugehen ist. So konstruiert der Vitalismus eine Reihe von Denkunmöglichkeiten und sucht uns aus diesen Denkunmöglichkeiten seine Existenzberechtigung nachzuweisen. Aber die Geschichte der Naturwissenschaft hat nur zu klar und zu eindringlich gezeigt, daß die „Denkunmöglichkeiten" von heute gar zu oft der sonnenklaren Erkenntnis von morgen weichen mußten und diese vielbetonten Denkunmöglichkeiten doch nichts anderes als Denkgewohnheiten sind (B. Kern).

Auch die harmonisch äquipotentiellen Systeme von Driesch können als Beweise des Vitalismus nicht gelten. Schon zur Straßen (1908) hat gezeigt, daß harmonisch-äquipontentielle Systeme auch in anderen Gemeinschaften als dem Zellenleben vorkommen und zwar ohne unmechanistische Geschehensgründe, daß sie als grundsätzlich überhaupt keine Beweise des Vitalismus sind. Weiterhin hat Jensen am Beispiel der „Traubeschen Zelle" die Denkmöglichkeit der harmonisch-äquipotentiellen Systeme dargelegt und gezeigt, daß unbelebte materielle Systeme mit den Eigenschaften harmonisch-äquipotentieller Systeme möglich sind.

Ebenso steht es mit der „Äquifinalität der Restitutionen" von Driesch, also der Tatsache, daß die „gestaltlichen Produkte der individuellen Entwicklung konstanter sind als die Arten ihrer Herstellung" (W. Roux). Auch dies läßt sich mechanistisch deuten. Ich verweise auf Roux, Semon u. a. Das Beispiel von Clavellina und die tatsächliche Widerlegung durch Schaxel zeigt uns schon eindringlich, wie der Vitalismus, statt den Vorgang selbst bis in seine feinsten Einzelheiten zunächst einmal zu studieren und aufzuhellen, mechanistische „Denkunmöglichkeiten" konstruiert und daraus Beweise des Vitalismus ableitet.

Auch die Regulationen und Ersatzbildungen bei der embryonalen Entwicklung sind vom Vitalismus als mechanistisch unerklärbare Vorgänge hingestellt worden, die eben nur durch die „Idee des Ganzen", durch die primäre Zielstrebigkeit des Lebendigen zu verstehen wären. Nicht die Verteilung der verschiedenen Eisubstanzen auf die Körperzellen, nicht die „Ordnung der Maschinenteile" soll die Entwicklung bestimmen, sondern das immanente Ziel des Lebendigen, die Entelechie; sie allein leistet alles.

Dieser Schluß wird daraus gezogen, daß bei vielen — durchaus nicht allen — Eiern auch aus den Blastomeren sich noch ganze Embryonen entwickeln können. Also kann jeder Teil auch das Ganze bilden, was nach Driesch mechanistisch undenkbar und unerklärbar ist. Zunächst gibt es zwei Gruppen von Tieren, solche mit Mosaikeiern (Roux), bei denen vom Anfang der Furchung an eine Zerlegung der Anlagemasse der Eizelle stattfindet und soche mit Regulationseiern (Heider), bei denen das in den ersten Stadien der embryonalen Entwicklung nicht eintritt, später aber nachgeholt wird. „Wenn später die verschiedenen Substanzen des Eies auf bestimmte Zellen verteilt sind, dann leistet der Teil durchaus nicht mehr ‚das Ganze', sondern bestimmte und eventuelle sonderartige Bruchteile. Beim Froschei, welches sehr ausgeprägte Dotterschichtung zeigt, bildet sich, wenn man eine der zwei ersten Zellen tötet (Roux), eine Halblarve; läßt man die erhaltene Hälfte sich so drehen, daß die richtige Lage der Eisubstanzen wieder entsteht (Morgan), so bildet sich eine verkleinerte Einzellarve. Also ist es die Ordnung der ‚Maschinenteile', auf die es ankommt" (Eug.

Albrecht 1905). In gleicher Weise hat Schaxel (1914) durch eine
sehr eingehende und genaue Analyse der histogenetischen Differenzierung bei Asterias-Embryonen wesentliche Argumente des Vitalismus
völlig zerstört. Seine Untersuchungen führen ihn zu eindeutigen, den
Deduktionen v. Uexkülls scharf widersprechenden Ergebnissen und
zu dem Schluß daß „den auf Grund des veränderten Eibaus abnorm auf-
geteilten Keimen keine Regulation im Sinne der Norm möglich ist."

All diese Tatsachen übergeht v. Uexküll mit Stillschweigen und
seinen Beweisen ist entgegenzuhalten, was Schaxel wörtlich schreibt:
„Die vom Neovitalismus den ‚Regulationseiern' leichthin
zugeschriebene Totipotenz hält der zytologischen Analysis
nicht stand".

Diese beiden Beispiele von „Beweisen" des Vitalismus — die
Regeneration von Clavellina und die Regulationseier — zeigen in ihrer
Aufklärung handgreiflich, wie der Vitalismus jedes tiefere Eindringen
in die Welt der Erscheinungen, jeden Fortschritt unserer Erkenntnis
geradezu verbarrikadiert. Hat es doch wirklich keinen Sinn, sich um
die Aufklärung grundsätzlich völlig unerklärbarer Vorgänge zu bemühen. Die Forschung ist für den Vitalisten gerade an dem Punkt
abgeschlossen, wo für den Mechanismus sich eine Welt neuer Probleme
eröffnet.

Gewiß sind solche neuen Probleme oft nicht leicht zu lösen und wir
müssen uns oft Jahre gedulden, ehe sich wieder neue Wege der Erkenntnis zeigen. Sicherlich ist es auch nicht leicht, sich heute schon in jedem
Falle eine befriedigende mechanistische Erklärung für alle Wunder der
embryonalen und postembryonalen Anpassung und Regeneration zu
formen, aber denkunmöglich sind solche Erklärungen nicht. Von
einer mechanistischen Denkunmöglichkeit ist um so weniger die Rede,
als es in diesen Versuchen viel weniger zu Ersatzbildungen, als einfach
zu Neubildungen kommt. Am klarsten zeigen das die Verhältnisse
bei den Pflanzen. Diese zeigen außerordentlich geringe Regenerationsfähigkeit und reagieren auf Verwundungen mit Neubildung (regenerative Neubildung, Barfurth). Nach den Versuchen Vöchtings sind
bei den Pflanzen „in jedem größeren und kleineren Komplex lebendiger Zellen die inneren Bedingungen gegeben, aus denen sich unter geeigneten äußeren Faktoren das Ganze aufbauen kann". Ich sehe nicht
ein, warum nicht bei so niederen Organismen wie Clavellina noch ähnliche Gesetze — auf Grund der chemischen Konstitution des spezifischen

Plasmas — Geltung haben könnten. Es wird eben bei allen Regenerationen nicht das Verlorene wiedererzeugt — wie sich der Vitalismus mit Vorliebe ausdrückt — sondern es kommt nach Entfernung eines Teiles zu „Neubildung nach Maßgabe des Vorhandenen". Ich muß Schaxel völlig beistimmen, daß die Regeneration kein Rätsel eigener Art, sondern ein zwangsläufiges Ergebnis der Organisation und Differenzierung überhaupt ist. „Stets entwickelt sich auch die Regeneration in von vornherein für jede Tierart und nicht von irgendwelchen Zweckgründen festgelegten Bahnen und geht in keiner Weise über die grundlegende Determination hinaus."

Wo verschiedene Effekte, da waren verschiedene Bedingungen vorhanden. Eine Wahlmöglichkeit besteht nicht (Verworn). Auch alle „Ganzheitsleistungen" sind ganz genau nach der Art verschieden und materiell festgelegt und bestimmt.

All dies widerspricht der Grundidee des Vitalismus. Und dabei müssen die Ordnung und die Zweckmäßigkeit vieler Regenerationen noch als die stärkste Stütze des Vitalismus gelten.

II. Zweckmäßigkeit. — Maschinenbegriff.

Denn es unterliegt gar keinem Zweifel, daß das charakteristische Gepräge, das die gesamte organische Welt im Gegensatz zur unorganischen uns darbietet, gegeben ist durch wunderbare Vorgänge, die uns auf den ersten Blick durch ihre Zweckmäßigkeit in Erstaunen setzen. Wenn eine Triton-Iris nach Entfernung der Linse unter völligem Umbau ihrer Strukturen wiederum eine Linse bildet, wenn der Organismus eines Tieres im Hungerzustande Nerven und Herz schont ebenso wie die Geschlechtszellen, wenn bei Stentor im Hungerzustande der Kern nicht angegriffen wird, während alle übrigen Bestandteile der Organisation eingeschmolzen und zur Erhaltung der Lebensphänomene aufgebraucht werden, so können wir zunächst in solchen Vorgängen nur eine an das Wunderbare grenzende Zweckmäßigkeit der Natur erblicken. Beispiele dieser Art ließen sich zu vielen Tausenden anführen und ich glaube, daß es kaum einen Lebensvorgang gibt, der nicht schon bei der ersten Beobachtung den Eindruck einer wunderbaren Zweckmäßigkeit hervorrufen muß.

Vielleicht wird der menschliche Geist noch für lange Zeit gezwungen sein, manche dieser Zweckmäßigkeiten als etwas Gegebenes einfach hinzunehmen und doch glaube ich nicht, daß wir wirklich heute gezwungen sind „die Frage nach den Gründen dieser Zweckmäßigkeit zu begraben"[1]). Das menschliche Kausalitätsbedürfnis würde sich nie damit begnügen und auch der Vitalismus ist ja nur ein Versuch, diesem Bedürfnis Genüge zu tun.

Die zweckmäßigen Einrichtungen, sagt Weigert, sind in ihrem Gefüge so kompliziert und zeigen ein so fein abgestimmtes Ineinandergreifen, daß der bloße Zufall diese wunderbare Harmonie nicht zustande gebracht haben kann.

Da aber allen Theorien des Lebens und der Entwicklung gerade diese Zweckmäßigkeit die größten Schwierigkeiten machte, so hat man versucht, diesen Begriff durch anderes zu ersetzen, insbesonders durch den Begriff der Dauerhaftigkeit (Roux, Ribbert).

Da wir eine generatio aequivoca nicht mehr annehmen, ergibt sich von selbst, daß nichts Lebendiges überhaupt vorhanden sein kann, das nicht dauerfähig ist. Die ununterbrochene Dauerfähigkeit ist daher die unerläßliche Vorbedingung des Organischen überhaupt (Roux). Für die Dauerhaftigkeit muß also die lebendige Substanz zweckmäßig aufgebaut sein. Diese Zweckmäßigkeit ist etwas objektiv Vorhandenes und ist dem Begriff bloßer Dauerfähigkeit gleichzusetzen. Grundsätzlich findet auch sie schon ihre mechanistische Erklärung in der Rouxschen Selbstregulation als wichtigster Grundeigenschaft der lebendigen Substanz, mag auch im einzelnen noch so vieles in der Aufklärung der dauerfähigen Mechanismen zu tun übrig bleiben.

Weiterhin finden die objektiven Zweckmäßigkeiten eben als Dauerfähigkeiten ihre Erklärung in der primären Variabilität der organischen Substanz. Daher kann sich im Laufe der Entwicklungsgeschichte nur dasjenige erhalten und vererben, welches dauerhaft ist, welches die Existenz des Individuums garantiert. Es ist also das im wesentlichen eine Zurückführung der Entstehung der Zweckmäßigkeiten in der organischen Welt auf das Prinzip der Darwinschen Selektionstheorie. Aber die Schwierigkeit der Erklärung der Zweckmäßigkeit durch diese Theorie ruht in der Achillesferse dieser Theorie überhaupt. Sie ist wohl geeignet, die Vernichtung des Unbrauchbaren bei der Auslese zu erklären, aber nicht geeignet, die Erzeugung neuer brauchbarer Eigenschaften ohne weiteres erklärlich zu machen. Immerhin müssen wir bedenken, daß, wie Sachs ausgesprochen hat, jede organische Form das Resultat einer Geschichte ist, welche so alt ist, wie die organische

---

[1]) Albrecht, Eugen: Gedichte. S. 128.

Welt überhaupt. Durch diese lange Zeitdauer, die sich über ungeheuere Zeiträume erstreckt, ist aber die Möglichkeit gegeben, daß die Selektion auch eine sehr große Wirkung entfaltet hat.

Zudem hat W. Roux gezeigt, daß im Laufe so langer Zeiträume sich die spezifische organische Substanz zu immer höherer und „zweckmäßigerer" Komplikation dadurch entwickelt haben kann, daß unter den zahlreichen zufälligen Varianten „alle zufällig dauerfähigen Vorkommnisse dauerten und sich daher aufspeicherten". Auch die Reihenfolge der anzunehmenden „sukzessiven Entstehung und Häufung der Elementarleistungen" ist von Roux eingehend dargelegt worden.

Diese Selektion bietet also allein schon eine Möglichkeit, zweckmäßige Vorgänge in der organischen Welt auf Grund einfacher mechanistischer Gesetze zu erklären. Aber es ist weder wahrscheinlich noch für die mechanistische Auffassung notwendig, in der Selektion die einzige Möglichkeit der Erklärung und die allein zureichende Erklärung der Zweckmäßigkeit des Organischen zu erblicken.

Ein zweiter, m. E. noch zukunftsreicher Weg ist von Semon in der Theorie der mnemischen Erregungen gegeben worden. Alle Organismen sind Zeit ihres Lebens äußeren Einflüssen ausgesetzt, von denen viele auch die spezifische Plasmastruktur treffen können. Semon hat nun aus zahlreichen Beobachtungen die Tatsache aufgedeckt: „daß die Reizwirkung weder mit der synchronen noch auch mit der akoluten Phase restlos abgetan ist, sondern daß nach dem Ausklingen der letzteren eine dauernde materielle Veränderung der reizbaren Substanz, das Engramm, zurückbleibt, das als solches latent ist, jeden Augenblick aber auf einem gesetzmäßig vorgezeichneten Wege zur Manifestation gebracht werden kann." (a. a. O. S. 377). Weiter sagt er (S. 381): „Als veränderter Zustand einer Substanz muß das Engramm notwendigerweise etwas Substanzielles oder Materielles sein und man kann es deshalb auch ebensogut als materielle Veränderung bezeichnen." Dazu kommt, daß die in der übrigen reizbaren Substanz ablaufenden Erregungen auch bis zu den Keimzellen gelangen und, zumal während ihrer sensiblen Periode, auch in ihnen manifestationsfähige Engramme hinterlassen können.

Halten wir mit all dem den von Roux erbrachten Nachweis zusammen, daß zweckmäßige, besser gesagt, dauerfähige Strukturen entstehen müssen, sofern nur der funktionelle Reiz zugleich trophische Wirkung hat, so sehen wir also eine ganze Reihe sehr aussichtsreicher

Wege zur Erklärung der sogenannten Zweckmäßigkeit des Organischen. Dasselbe gilt für die dem Vitalismus so wichtige „Äquifinalität der Restitutionen".

Eine Reihe mechanistischer Erklärungen sind also schon vorhanden, deren Wert im einzelnen hier nicht abgewogen werden soll, sie alle beweisen das eine ganz sicher, daß Denkunmöglichkeiten im Sinne des Vitalismus bei diesem wichtigen Problem jedenfalls nicht vorliegen. Die Anpassung, die züchtende Auslese aus zwecklosen Variationen und zwar Darwins Theorie der züchtenden Personalauslese, Roux' Kampf der Teile und züchtende Teilauslese, ferner die mnemischen Erregungen und Engramme von Semon zeigen genügend Wege, die die Äquifinalität, Zweckmäßigkeit und Dauerfähigkeit zu erklären imstande sind und die Entelechie und andere vitalistische Denkgebilde überflüssig machen. Es sind also Wege und Angriffspunkte genug gegeben, um all diese Grundfragen rein kausal-mechanisch zu lösen, bzw. ihre Lösung zu bearbeiten.

Wir können nach alledem nicht anerkennen, daß die Entstehung der objektiven Zweckmäßigkeit, Dauerfähigkeit des Lebendigen der mechanistischen Erklärung unüberwindliche Schwierigkeiten bereite und daß wir, wie der Vitalismus behauptet, sie als wirklich durch Zweckmäßigkeit entstanden, als Teleomorphosen (Roux) hinnehmen müßten. Davon kann keine Rede sein, und es scheint dringend notwendig, statt des vieldeutigen Begriffes der Zweckmäßigkeit nach der scharfen Unterscheidung von Roux nur die Begriffe der objektiven Dauerfähigkeit und der durch wirkliche Zwecktätigkeit produzierten Gebilde, der Teleomorphosen zu gebrauchen.

Noch mehr geraten m. E. die Stützen des Vitalismus. ins Wanken, wenn wir uns genauer ansehen, worauf in erster Linie die „Denkunmöglichkeit" der mechanistischen Erklärung der Regenerationen wie der Selbstvermehrung der Organismen aufgebaut wird. Da zeigt sich m. E. deutlich, daß dieser ganze Beweis des Vitalismus von Driesch einzig und allein auf einer zu physikalischen und zu engen Auffassung des Maschinenbegriffs beruht. Warum Driesch einen so engen Begriff der Maschine seinen Deduktionen zugrunde legt, ist um so weniger einzusehen, als bereits bessere, umfassendere Definitionen dieses Begriffes vorhanden sind. Es macht fast den Eindruck, als ob gerade die starre Engigkeit seines Maschinenbegriffes für Driesch notwendig ist, um seine Schlüsse zwingender und schärfer gegen den Mechanismus gestalten zu können. Jensen schreibt in gleichem Sinne: „Gegen die Anwendung des freilich ewig gebräuchlichen, allgemeinsten Begriffes von Maschinen, wie ihn H. Hertz definiert, ließe sich wohl kaum etwas einwenden, ebensowenig gegen einen ähnlich einmal von W. Oswald gebrauchten Maschinenbegriff, der Driesch zwar bekannt ist und dessen wirkliche Nutzanwendung ihn von soeben angefochtenen Anschauungen hätte abbringen müssen". Driesch definiert zwar ausdrücklich die „Maschine" als „typische chemisch-physikalische Spezifitätskombination", aber m. E. hält sich Driesch nicht stets in seinen Folgerungen an diese seine allgemeinste und weiteste Maschinendefinition, und ich kann mir nur aus seinen andern, engeren Definitionen die Behauptung erklären, daß gewisse Leistungen des Organismus für solche „Spezifitätskombinationen" unmöglich seien. Zunächst ist der Organismus in dem engeren Sinne keine Maschine, von der H. Driesch[1]) an anderer Stelle sagt, daß sie „eine komplizierte, nach den drei Richtungen des Raumes in typischer Weise verschiedene" Bildung sei. Man kann den Organismus, das kann gar nicht zweifelhaft sein, in vielen Punkten und Einzelheiten auch mit einer vom Menschen erdachten und gebauten Maschine vergleichen, insbesondere die Tätigkeit der einzelnen Organe, kann auch den Gesamtorganismus mit einer Kraftmaschine vergleichen (Schreber 1922); aber das bleiben immer nur Vergleiche, die einseitig sind und wie jeder Vergleich hinken, hier sogar in den wesentlichsten Punkten — man denke nur an Empfindung, Fortpflanzung, Vererbung — völlig versagen. Der Organismus ist keine Organisation, die in allen wesentlichen Funktionen, ja nur im Bau mit den menschlichen Maschinen verglichen werden kann.

Schon Roux hat betont, daß die Lebewesen eine ganz andere Genese und Organisation haben als die künstlichen, aus passiv hergestellten Teilen zusammengefügten Maschinen. Diese haben sich nicht selbst gebildet, können sich daher auch nicht selbst ausbessern. Die Lebewesen dagegen haben sich selber gestaltet, und daher ist es nicht auffallend, daß sie auch selbst die Fähigkeit zur Reparation (durch Schlaf und Pausen) besitzen (Roux). Daher kann man aus den Fähigkeiten der Maschinen keinerlei beweisende Schlüsse auf Konstruktion und Fähigkeiten der Lebewesen ziehen.

---

[1]) Phil. d. Org. Bd. 1, S. 230. 1909. (S. auch die Definition bei Marcus Hertog, Problems of Life and Reproduction. 8. Kapitel. London: John Murray 1913.)

Ein wesentlicher Grund, der den Vitalismus immer wieder veranlaßt, die mechanistische Theorie abzulehnen, ist die Behauptung, daß sich keinerlei mechanische Konstruktion „ausdenken" lasse, die sich — ohne Zerstörung ihres Gefüges — teilen lasse oder vermehren könne, wie das bei der Teilung und Vermehrung der Lebewesen tatsächlich der Fall ist. „Wir können", sagt Driesch[1]) wörtlich „in der Tat sagen, daß es geradezu eine Absurdität sei, anzunehmen, daß eine komplizierte, nach den drei Richtungen des Raumes in typischer Weise verschiedene Maschine viele, viele Male geteilt werden und doch immer ganz bleiben könne: also kann keine Maschine irgendwelcher Art Ausgangspunkt der Entwicklung und Basis der Vererbung sein."

Bei den Lebewesen vermehrt sich aber in Wirklichkeit gar nicht die entwickelte Maschine, sondern immer nur die Anlage hierzu und die mechanistische Erklärung der Selbstvermehrung der Lebewesen ist ohne weiteres im Keimplasma gegeben (Roux). Auch die „Idee des Ganzen" ist durch das Keimplasma zu erklären, es bedarf dazu nicht der Annahme der Entelechie.

Überhaupt müssen wir grundsätzlich den philosophischen Nachweis von „Denkunmöglichkeiten" ablehnen. Denkunmöglich ist ein völlig subjektiver Begriff. Vieles ist sicher für mich denkunmöglich, was sich andere Geister mit besserer Veranlagung, mit besserer und tieferer geistiger Vorbildung auf einem oder allen Gebieten menschlichen Wissens durchaus „denken können". Nicht darauf kommt es im konkreten Falle an, was wir uns denken können, sondern wie wir es uns denken müssen. Es wäre ganz sicher für keinen Philosophen um das Jahr 1800 schwer gewesen, haarscharf zu beweisen, daß die heutigen Leistungen der Eisenbahn, des Telegraphen, der Medizin völlige „Denkunmöglichkeiten" seien. Und daß man heute in Frankfurt einen in London gehaltenen Vortrag zu Gehör bringen kann, war noch vor sehr viel kürzerer Zeit eine absolute „Denkunmöglichkeit." Alles nicht Wirkliche, völlig neue ist für uns denkunmöglich — bis zu dem Augenblick, wo seine Tatsächlichkeit erwiesen wird. Niemand weiß, was auch nur in einem Jahre denkmöglich geworden sein wird.

Noch enger ist v. Uexkülls Maschinenbegriff. Vielleicht ist es richtig, wenn er schreibt, daß das Problem, einen Apparat zu bauen, der sich selbst in zwei gleichartige Apparate teilt und verdoppelt, technisch unausführbar sei. Ich sage vielleicht, denn sicher weiß das

---

[1]) Phil. d. Org. Bd. 1, S. 230. 1909.

niemand, sonst könnte uns ja die Philosophie genau all die technischen Errungenschaften voraussagen, die die Zukunft uns noch bringen oder nicht bringen wird. Vor allem aber ist es völlig willkürlich, den Organismus als technischen Apparat aufzufassen. Ein technischer Apparat und das chemische Gefüge des Protoplasmas sind himmelweit verschiedene Dinge, und die Eigenschaften des einen können nicht als Beweise für die Fähigkeiten des anderen angeführt werden. Die Gesetze der Kristallbildungen, die neueren kolloidchemischen Zellmodelle mit Selbstteilung usw. (s. unten) beweisen, daß eben solche chemisch-physikalischen „Apparate" nicht nur denkmöglich, sondern tatsächlich schon gebaut sind! Auf die im Maschinenbegriff enthaltene Zweckbestimmung werden wir später eingehen, vor allem aber ist der Maschinenbegriff von H. Driesch zu eng physikalisch begrenzt. Viel eher könnten wir uns Mach anschließen, der schreibt (1906): „Die organischen Wesen sind nämlich keine starren materiellen Systeme, sondern im wesentlichen dynamische Gleichgewichtsformen von Strömen von Materie und Energie."

Die Konstruktionen an Maschinen, die der Mensch bis heute gebaut und in seinen Dienst gestellt hat, beruhen fast ausschließlich auf den physikalischen Eigenschaften der Materie. Trotzdem dürfte vor 100 Jahren noch niemand auch nur annähernd haben voraussagen können, welch komplizierte Leistungen solche Maschinen der Gegenwart vollbringen können. Nun sind aber bei den vom Menschen bisher erbauten Maschinen chemische Kräfte und Umsetzungen an der spezifischen Struktur und Funktion der Maschine gar nicht oder fast gar nicht beteiligt. Umgekehrt liegt es bei den organischen Vorgängen. Wenn wir auch noch sehr geringen Einblick in diese feinen Mechanismen haben, das eine wissen wir sicher, daß das organische Geschehen geradezu beherrscht wird von chemischen Kräften und Wirkungsweisen. Wie will man also bei dieser Sachlage — in einseitiger Weise von den Leistungen der uns bekannten, wenn ich so sagen darf, rein physikalischen Maschinen ausgehend — Schlüsse ziehen, oder Angaben machen, welcher Leistungen nun solche „chemische Spezifitätskombinationen" fähig sind! Erst wenn wir alle überhaupt möglichen chemisch-physikalischen „Spezifitätskombinationen" und ihre Leistungen kennen würden, erst dann könnten wir sagen, ob wir auch alle Vorgänge der organischen Formbildung damit erklären könnten.

III. Theorie der Chemomorphe.

Diese ganze chemische Seite der Formbildung und Entwicklung — nicht der einzige, aber der wichtigste der Schlüssel zu den Rätseln des Organischen — wird von Driesch aber vollkommen vernachlässigt.

Der Vitalismus klammert sich immer wieder zu sehr und zu eng — auch Driesch — an den Begriff der mechanistischen Erklärung. Die Mechanik im engeren Sinne baut sich aber im wesentlichen auf den physikalischen Eigenschaften der Materie auf, nicht auf den chemischen. Schon die einfachsten Lebenstätigkeiten weisen uns auf die hohe Bedeutung der chemischen Vorgänge für das Verständnis des Organischen hin. Die Bildung von Eiweiß, Zucker, Fett u. a. aus einfachen Stoffen vollzieht jeder Organismus nach einfachen chemischen Gesetzen, es ist nichts „vitales" dabei und doch sind wir heute noch weit entfernt davon, dies nachmachen zu können, denn es würden, wenn ich so sagen darf „chemische Maschinen" dazu gehören, chemisch-physikalische Spezifitätskombinationen, in denen chemische Leistungen und Kräfte eine sehr vielfältige, wesentliche Rolle spielen müßten.

Noch mehr trifft dies für alle Fragen der Formbildung zu. Die Nachahmung von Lebensvorgängen insbesondere Formbildungsvorgängen ist vielfach versucht worden und auch mit einigem Erfolg. Ich lege diesen Versuchen eine wesentliche Bedeutung für die tatsächliche Erklärung der konkreten Lebensvorgänge nicht bei, aber grundsätzlich sind sie m. E. von der größten Wichtigkeit. Sie zeigen, daß tatsächlich komplizierte typische Strukturen, typische Formbildungen durch einfache chemische Wirkungen künstlich erzeugt werden können.

Diese künstliche Nachahmung organischer Strukturen[1]) hat schon recht erstaunliche Erfolge gezeitigt. In neuerer Zeit haben besonders R. Liesegang, H. Fischer, O. Hooker, Herrera, Wildemann mittels Kolloiden Modelle von Zellen und Geweben von verblüffenden Eigenschaften herstellen können. Beutner und Busse konnten die Zellteilungsvorgänge nachahmen. Herrera hat mit Kalziumfluorsilikat nicht nur typische Protoplasmastrukturen, sondern auch Zellteilungen und Gewebe nachahmen können. Die Pseudozellen besaßen Membran, Spongioplasma, Kernmembran, chromatische Fäden und Nukleolus und eine konstante Teilungstendenz. Beutner gelang es, die Entstehung elektrischer Ströme im lebenden Gewebe auf rein physi-

---

[1]) Zusammengestellt bei Boruttau, Dtsch. med. Wochenschr. S. 420. 1912.

kalische Vorgänge — Verteilung der Ionen auf die pflanzlichen und tierischen Membranen, Phasengrenzkräfte — zurückzuführen. Hammond und Niessner (zit. nach L. Loeb) haben endlich eine „Maschine" beschrieben, welche mittels Selenzellen lichtempfindlich gemacht ist und bei Belichtung — durch Einschaltung eines Motors — auf die Lichtquelle zuläuft. Rhumbler (1913) hat an dem Beispiel der ersten Entwicklungsperioden gezeigt, daß „alle embryologischen Formgestaltungsvorgänge in dieser Zeit ohne weiteres auf die Dynamik alveolär strukturierter Flüssigkeitsmischungen zurückführbar sind" (zit. nach Barfurth).

Dies sind nur Beispiele dafür, daß zahlreiche, früher völlig unerklärliche „denkunmögliche" Dinge heute schon unserem Verständnis, d. h. der kausal mechanistischen Erklärung wesentlich näher gebracht oder völlig aufgeklärt sind.

Damit soll nicht gesagt sein, daß in der lebenden Zelle dieselben Kräfte wirken, wie in jenen künstlichen Nachahmungen organischer Strukturen und Vorgänge — sie haben nur grundsätzliche Bedeutung und widerlegen besonders schlagend die „Denkunmöglichkeiten" von Driesch und von Uexküll — auch wenn sie von diesen einer Erörterung nicht für wert gehalten werden. Die Korrelation der Organe durch die Hormonwirkung, die Antikörperbildung, die Reflexmechanismen — das sind alles Dinge, die noch vor wenigen Jahrzehnten völlig unerklärlich schienen und die heute doch weitgehend aufgeklärt sind.

Jedenfalls sind die Erfolge auf dem Gebiete der Nachahmung von Lebensvorgängen — besonders wenn wir annähernd den richtigen Begriff von der Größe der Aufgabe haben — derartig ermutigende, daß wir wirklich uns vom Vitalismus an der weiteren Forschung auf diesem Gebiete nicht abhalten lassen sollten, und mit vollem Recht schreibt Wilh. Roux (1921, 1923): „Durch die von mir aufgestellte Hypothese der ‚sukzessiven Entstehung und Häufung der Elementarleistungen' ist zugleich eine methodische Weise angedeutet, die vielleicht bei Jahrzehnte langer scharf denkender Arbeit, also psychogen dazu führen kann, niederste Wesen mit der der Flamme noch fehlenden Selbstteilung und Vererbung (durch qualitative Halbierung nach vollkommener Assimilation) zu produzieren; wobei durch menschliche Tätigkeit und Geist in Jahrzehnten ersetzt werden würde, was in der Natur wohl erst im Laufe von Jahrhunderttausenden entstanden war."

Die Bedeutung jener Nachahmungen der komplizierten organischen

Formbildungen liegt aber vor allem darin, daß sie überhaupt Form-bildung als Ergebnis chemischen Geschehens zeigen. „Die Form ist" wie Dembowski auf Grund einer scharfsinnigen Unter-suchung ausgeführt hat, „keine Ursache, sondern (gegen Driesch) ein passives Erzeugnis der Substanz, welch letztere allein für die Form-bildung verantwortlich gemacht werden kann." Auch Schaxel schließt: im Stofflichen ist Form vorhanden. Der typische Stoffwechsel ist das wesentlichste Kennzeichen des Lebens, und schon diese Tatsache weist auf die Bedeutung der chemischen Struktur als Grundlage auch der Formbildung hin.

Sehr zahlreich sind die Beweise dafür, daß tatsächlich die chemischen Vorgänge die Grundlagen des Organischen bilden, und in ihrer Auf-deckung wahrscheinlich die wesentlichsten Teile des Lebensrätsels ent-halten sind. Zunächst sind alle Lebewesen ohne jede Ausnahme durch eine chemische Eigenschaft charakterisiert, durch den Besitz des Ei-weißmoleküls, des kompliziertesten chemischen Moleküls, das wir über-haupt kennen. Das ist eine so auffallende und bedeutsame Tatsache, daß sie allein schon zu einer chemischen Theorie des Organischen, der Formbildung drängt. Schon Pflüger (sein Archiv, Bd. 129 S. 99) hat darauf hingewiesen, daß die Lösung der Rätsel der Welt in dem Ver-ständnis der Konstitution des lebendigen Eiweiß liege. Dazu kommt, daß dieses Eiweiß für jede organische Form, für jedes Lebewesen cha-rakteristisch ist und daß die Formbildung der Organismen, worauf später noch einzugehen sein wird, gerade durch chemische Faktoren fundamental beeinflußt wird.

Wer über diese wichtigste chemische Seite der Lebensvorgänge hinwegsieht, für den bleiben natürlich die Formbildungsvorgänge mechanistisch unfaßbar. Darum ist es nicht erstaunlich, daß Driesch die Möglichkeit der mechanistischen Erklärung der Lebensvorgänge ablehnt und direkt bestreitet — weil er eben den Punkt, wo das Wesen dieser mechanistischen Erklärung zu suchen ist, nicht sieht. Dabei sind unsere Kenntnisse der chemischen Seite der Formbildung noch ungeheuer gering, und es ist daher nur selbstverständlich, daß noch fast alle großen Probleme der organischen Formbildung der Lösung harren.

Diese Lösung des Rätsels liegt in der chemischen Grundlage aller Formbildung, aller organischen Vorgänge. Driesch dagegen wendet sich direkt gegen eine chemische Theorie der Formbildung[1]: „Man

---

[1] Phil. d. Org. Bd. 1, S. 138. 1909.

denke an jede beliebige Art von Skeletten, bei Radiolarien oder bei Seesternen oder bei Wirbeltieren: hier sehen wir Form, wahre Form vor uns, aber Form, welche immer an dasselbe Material gebunden ist. Typisch ist hier nicht nur die Anordnung der Konstituenten der Form, sondern typisch ist auch die besondere Form jedes Konstituenten, z. B. die Form jedes einzelnen Fußknochens. Eine chemische Theorie der Formbildung könnte nie den zureichenden Grund für typische Formbildung in diesem Sinne abgeben", und er setzt hinzu: „Sonderheit der organischen Form geht nicht Hand in Hand mit Sonderheit der chemischen Zusammensetzung und kann daher nicht von ihr abhängen."

Für diesen Satz aber den Nachweis zu erbringen, hat Driesch unterlassen. Es läßt sich aber gar nicht so schwer zeigen, daß Vorsatz und Nachsatz dieser These gleich unhaltbar sind.

Wir halten uns zunächst einmal an das von Driesch gebrachte Beispiel von den Skeletten: „hier sehen wir Form, wahre Form vor uns, aber Form, welche immer an dasselbe Material gebunden ist." Gewiß — nachdem wir die gesamte organische Substanz des Knochens zerstört haben, mag annähernd dasselbe Material oder (ich will sogar einmal die Möglichkeit zugeben) genau dasselbe anorganische Material bei Knochen der verschiedensten Art übrigbleiben, aber was hat das mit der Form dieser Teile zu tun? Gar nichts! Die Form dieser Knochen ist eben nicht das Produkt dieses Materials, sondern das Produkt einer ganz bestimmt gerichteten Entwicklung der lebendigen osteogenen Substanz. Die spezifisch verschiedenen Formen des Skelettes jeder Art sind also entgegen Driesch an ein spezifisch differentes Material gebunden. Daß aber bei demselben Organismus die Form der einzelnen Skelettteile eine typisch verschiedene ist, beruht auf den total verschiedenen Bedingungen, unter die infolge der abhängigen Differenzierung der Einzelteile (s. Roux) die verschiedenen Skelettanlagen im Laufe der Entwicklung geraten, und hier ist ein so hoher Grad funktioneller Anpassung möglich, daß ein Zweifel an der Abhängigkeit dieser spezifischen Form von den chemisch-mechanischen Bedingungen grade hier am wenigsten angebracht ist.

Sehen wir aber von dieser speziellen Frage der Formbildung ab, die mit der Frage der spezifischen Differenzierung in der Ontogenese zu eng verknüpft ist, um hier getrennt eingehender behandelt zu werden, so bliebe vor allem die Hauptfrage: Geht die besondere Form der Organismen, der einzelnen Klassen und Arten Hand in Hand mit einer besonderen chemischen Zusammensetzung? Das ist ja das, was Driesch bestreitet.

In Wirklichkeit ist heute schon der Nachweis in voller Schärfe erbracht, daß besondere organische Form stets mit ganz besonderer chemischer Zusammensetzung ausnahmslos einhergeht. Dieser Nachweis ist durch die Serumforschung einwandfrei geführt. Wir sahen schon, daß der Besitz des Eiweißmoleküls die charakteristische Eigenschaft aller Organismen ist und wir vermuteten, daß die wesentlichsten Rätsel des Lebens in den chemischen Strukturen und Kräften dieses kompliziertesten Moleküls zu suchen seien. Jetzt müssen wir hinzufügen, daß jede besondere Art und Form von Organismen ihr besonderes chemisch-spezifisches Eiweiß besitzt.

Mit der Präzipitinreaktion konnte Uhlenhuth 1901 zeigen, daß für jede Art ein ganz spezifisches Eiweiß angenommen werden muß, und daß man auf Grund der chemisch-serologischen Reaktionen sogar die Verwandtschaftsbeziehungen der Organismen sozusagen im Reagenzglas nachweisen und aufklären kann. So wurde auf diesem Wege die Verwandtschaft des Menschen mit den Menschenaffen und Affenarten bis zu den Lemuren hinab erwiesen, die Verwandtschaft von Mammuth und Elefant; die Verwandtschaft und die Systematik der Vogelarten, selbst der Getreidearten wurde auf diesem Wege einwandfrei festgelegt. Selbst die Nähe der Verwandtschaft ist aus den Präzipitin- und Hämolysinreaktionen zu erschließen. Das Hämoglobin der verschiedenen Arten ist spezifisch verschieden und zeigt sogar so grobe Unterschiede, daß seine Kristallform artverschieden ist. Die Artspezifität hängt also ab von der stereochemischen Molekülgruppierung des lebendigen Plasmas. Und diese chemische Eiweißstruktur ist absolut spezifisch für die Art und zwar in allen Stadien der Entwicklung. Der erwachsene Organismus, der Embryo auf allen Stadien der Entwicklung, das Ei — sie sind bei der gleichen Art stets charakterisiert und von allen anderen Lebewesen jeder Entwicklungsstufe spezifisch verschieden durch ihr spezifisches Eiweiß.

Schon nahe verwandte Arten können hierdurch wesentlich verschieden sein. Jensen hat 1896 gezeigt, daß die Pseudopodien lebender Foraminiferen zusammenfließen, aber nur dann, wenn es sich um ein und dieselbe Art handelt. v. Dungern zeigt 1902, daß die Spermatozoensubstanz einer Art auf das Ei einer anderen Art wie ein Gift wirkt, und schon vorher war von Friedenthal nachgewiesen, daß Kreuzungen verschiedener Arten nur dann möglich sind, wenn ihre Blutsera keine hämolytische oder sonstwie schädliche Wirkung aufeinander ausüben, d. h. also, wenn die chemische Struktur ihres Plasmas nicht zu different ist. Der tiefere Einblick in die Verdauungsvorgänge hat uns gezeigt, daß von einer unmittelbaren Aufnahme der mit der Nahrung zugeführten Eiweißkörper keine Rede ist — ihre Aufnahme und Assimilation ist erst möglich, nachdem ihre spezifische Artstruktur völlig zerstört ist und nur aus ihren Bausteinen baut sich der Körper wieder sein eigenes spezifisches Eiweiß auf. Die Pathologie wiederum zeigt uns, daß jede Art, ja zuweilen jedes Organ, seine eigenen spezifischen Parasiten besitzt, auch das kann nur durch die chemische Spezifität erklärt werden.

Ja wir können noch weiter gehen: die Transplantationen von Körpergeweben haben auf das Deutlichste nicht nur den großen chemischen Unterschied der Zellen verschiedener Tierarten, die Ähnlichkeit nahe verwandter Arten, die Gleichheit von Zellen verschiedener Individuen derselben Art gezeigt, sondern sie haben deutlich bewiesen, daß auch bei Individuen derselben Art noch feine Unterschiede der chemischen Struktur vorhanden sein müssen: So gehen Transplantate um so besser an, je näher der Grad der individuellen Verwandtschaft ist, am besten bei Zwillingsgeschwistern. Aber die Transplantation hat stets die größte Aussicht auf Erfolg, wenn das zu verpflanzende Gewebstück vom Körper des gleichen Individuums stammt. Das zeigt, worauf auch mancherlei neuere serologische Untersuchungen hinweisen, daß selbst zwischen den Einzelindividuen der gleichen Art feinste Unterschiede der spezifischen chemischen Strukturen vorkommen.

Fick hat schon 1907 aus alledem — die Beweise haben sich inzwischen stark vermehrt — geschlossen, daß jedes Individuum eine „spezifische Protoplasmaart" besitzt, daß also jedem Individuum eine besondere Variation des Artplasmas zukommt. Diese Verschiedenheiten des Individualplasmas erklären auch manche Erscheinungen der Pathologie, z. B. die Erzeugung von Kindern mit bestimmten kongenitalen Defekten durch ein Elternpaar, obwohl beide Partner mit anderen ganz normale Nachkommen haben können, die Kinderlosigkeit mancher Ehen, obwohl beide Partner mit anderen Kinder erzeugen können usw. Ebenso wirkt ja die Bluttransfusion nicht nur verschiedener Arten giftig und oft sofort tödlich, sondern sogar die von Mensch zu Mensch, wenn nicht durch vorherige Blutuntersuchung festgestellt ist, daß Spender und Empfänger derselben Gruppe angehören, d. h. also in ihrem Individualplasma keine zu großen chemischen Unterschiede aufweisen. Auch die pathologischen allgemeinen Dispositionen, Diathesen beruhen auf einer besonderen „chemischen Individualität" (Garrod 1923). Selbst für niedere Organismen gilt ähnliches. Herbst hat aus seinen Versuchen geschlossen, „daß sich nicht nur Eier verschiedener Klassen von Seeigeln und Seesternen gegenüber bestimmten Stoffen verschieden verhalten können, sondern es können sogar Eier ein und desselben Seeigelweibchens sich verschieden verhalten, so daß also jedesmal unter Geschwistern von Anfang an individuelle chemische Verschiedenheiten bestehen".

Wir kommen also im diametralen Gegensatz zu Driesch zu dem Schluß: Jede besondere organische Form zeigt ausnahmslos eine besondere spezifische chemische Struktur.

Es ist bemerkenswert, wie genau diese Feststellungen mit manchen Schlußfolgerungen übereinstimmen, die als wichtigste Ergebnisse vitalistischer Gedankengänge aufgestellt worden sind. Wenn v. Uexküll schreibt: „Soviel Lebewesen, soviel Pläne", so können wir ihm nur beistimmen und wir können einfach hinzufügen: soviel Individualplasmen! Wir sehen, die Theorie der spezifisch chemisch-physikalischen Grundlage aller Lebenserscheinungen stimmt nicht nur überein mit dem Nachweis der Individualität der Einzelorganismen, sondern bringt auch die handgreiflichen Beweise dafür bei.

Aber wir können noch weiter gehen. Heute ist bewiesen, daß auch die Einzeldifferenzierungen des Eies in die verschiedenen Gewebe und Zellen mit spezifischen chemischen Verschiedenheiten einhergehen, besser gesagt, daß chemische Differenzierungen der Form- und Gewebsdifferenzierung vorausgehen. So hat Uhlenhuth 1900 mit der Präzipitinreaktion das Eiweiß des Hühnerblutes von dem des Hühnereies unterscheiden können. Durch neueste Untersuchungen wissen wir, daß auch die Eiweißarten der einzelnen Organe charakteristische Unterschiede aufweisen, und wir so wieder chemische Gemeinschaftsreaktionen für ein Organ, z. B. für das Lebereiweiß, bei verschiedenen Arten aufdecken können. In jeder Zelle müssen also zwei Eiweißmolekülgruppen angenommen werden: spezifische Zellfunktionsmoleküle, entsprechend der Einzelfunktion der Zelle im Organismus, und Individualplasma als Teil des ganzen Individuums.

Die nach allen tatsächlichen biologischen Feststellungen zu fordernde ungeheure Vielheit der Plasmaarten macht dabei dem theoretischen Verständnis keine ernsten Schwierigkeiten. Die verschiedenartige Gruppierung der morphologischen und der viel feineren physiologischen Differenzen der Arten und Individuen läßt sich schon aus den Verschiedenheiten des Eiweißmoleküls verständlich machen. Rosemann (1921) hat darauf hingewiesen, daß der Aufbau des Eiweißmoleküls aus 20 Aminosäuren durch die verschiedenen Kombinationsmöglichkeiten ihrer Anordnung schon 1000 Quadrillionen — eine selbst bei den heutigen Geldzuständen unfaßbare Zahl — verschiedener Fälle möglich macht, eine Zahl also, die weit größer ist als die Zahl der vorhandenen verschiedenen Arten von Lebewesen. „Der gesamte Begriff einer Artstruktur, der sich auf stereochemische Anordnung der Moleküle in Organismensubstanzen gründet, führt zu der Folgerung, daß soviel selbständige ‚organische Substrate‘ oder biologische Strukturen existieren, wie es einzelne Arten von Organismen auf der Erdoberfläche gibt, und so viele labile Variationen dieser Strukturen, wie einzelne Individuen jeder Art. . . . . . Der kleinste Organismus, der existieren kann, enthält nach McKendrick (1901) etwa 1250 Eiweißmoleküle; ein Mikrokokkus nach Errara (1906) von etwa 0,05 μ Durchmesser 1000. Die kleinsten im Mikroskop erkennbaren Mikroorganismen (wie z. B. der Influenzaerreger mit 1,2 μ Länge und 0,1 μ Breite oder einige Chlamydozoen von $^3/_4$ bis 0,1 μ Länge) besitzen im Maximum 10000 Moleküle. Nach Berechnungen von Miescher (s. Fick 1897) können in einem Eiweißmolekül mit 40 asymetrischen Kohlenstoffatomen (ihre Zahl soll jedoch viel bedeutender sein) bis eine Billion verschiedener stereo-isomerer Kombinationen auftreten. Dabei sind die stereo-isomeren Veränderungen anderer Elemente nicht mitgerechnet. Außerdem muß man (nach Ansicht von Danilewsky 1896, Giglio-Tos 1900 und Ducceschi 1904, 1905) annehmen, daß parallel der morphologischen Phylogenese auch eine chemische existiert, oder kürzer gesagt: die morphologische Phylogenie ist die sichtbare, äußere Konsequenz der chemischen Phylogenie" (Schepotieff 1914).

Es muß also nach allem, was wir positiv wissen, entgegen Driesch direkt heißen: Sonderheit der organischen Form geht Hand in Hand mit Sonderheit der chemischen Zusammensetzung, und es ist schon aus dieser Tatsache heraus wahrscheinlich, daß die organische Form nur das Produkt, das Resultat der spezifischen, chemisch-physikalischen Zusammensetzung ist. Die Lösung der wichtigsten Grundfragen der

Formbildung überhaupt liegt in der Zusammensetzung der Lebens-substanz selbst, in ihrer feinsten chemisch-physikalischen Struktur.

Wir gehen davon aus, daß Sonderheit der organischen Form stets und ausnahmslos verknüpft ist mit Sonderheit der chemischen Struktur. Diese Erkenntnis, die heute einwandfrei erwiesen ist, fehlte noch völlig vor wenigen Jahrzehnten, und daraus möchte ich es auch erklären, daß H. Driesch die früher ihm näher liegende Auffassung der Gestaltung aus chemischen Prozessen[1]) wieder fallen ließ. Heute läßt sich diese Auffassung ganz anders stützen und beweisen.

Die ganze experimentelle Entwicklungslehre ist heute eine Kette von Beweisen dafür, daß nicht irgend ein vitalistisches Prinzip die Form-bildung beherrscht, sondern immer nur die Struktur des Ausgangs-materials. Nur einzelne Beispiele seien hier dafür angeführt. Es gelang Morgan experimentell die Lage der ersten Furchungsebene am Ei von Ciona und damit die Verteilung der primär im Ei vorhandenen Substanzen zu ändern, woraus Mißbildungen entstehen. Jedesmal ist das Ergebnis „die prospektive Bedeutung und Potenz" der entstandenen Blastomere eine andere. „Es liegt" schreibt Dembowski (a. a. O. S. 73) „auf der Hand, daß ein Blastomer erst durch Anwesenheit bestimmter Stoffe zur ‚Anlage' eines bestimmten Körperteiles wird. Ähnlich liegen die Verhältnisse für Nereis und, nach Angabe von Morgans Schülerinnen P. H. Dederer und E. N. Browne, für Cerebratulus bzw. Cumingia". Und weiter heißt es „die mannigfaltigen Stoffe, deren Anwesenheit in Ei und Blastomeren für den Entwicklungsverlauf maßgebend ist, müssen substanziell und nicht als eine Form aufgefaßt werden. Jede Substanz tritt, je nach ihrer momentanen Beschaffenheit, in einer bestimmten Form auf, aber diese Form, mag sie Zelle, Kern, oder Pigment heißen, ist ein Erzeugnis und keine Ursache der Erscheinung." Auch v. Uex-küll hat erkannt, daß überall das Protoplasma die Grundlage des Lebens ist und wie ein zusammenhängendes Netz die ganze „Körpermaschine" durchsetzt. Die Sicherheit, mit der dieses Protoplasma überall das Ge-füge zu bessern und wiederherzustellen vermag, kann er sich nur aus der immateriellen Regel seiner Impulsfolgen erklären, statt zu erkennen, daß die Regel dieser Impulsfolgen eben in der chemisch-physikalischen Struktur dieser lebendigen Substanz primär gegeben ist. Wenn wir durch Zentrifugieren (Tritonei, Gurwitsch) oder durch Einwirkung von Äther (Spirogyra-Zellen, Nathanson u. a.) die normale Karyokinese

[1]) Analytische Theorie der organischen Entwicklung. Leipzig 1894.

durch Amitose ersetzen, so kann von einer regelmäßigen Verteilung des Chromatins nicht mehr die Rede sein, das physikalische Gefüge ist zerstört oder gestört. Trotzdem erfolgt gar keine Störung der Entwicklung, denn das chemische Gefüge ist erhalten, nach Fortfall der Einwirkung kehren die Zellen zur normalen Mitose und Entwicklung zurück.

Wenn v. Uexküll als die drei wesentlichsten Leistungen des Protoplasmas der höheren Tiere: Erbauung, Betriebsleitung, Wiederherstellung nennt und den Schlüssel für diese Leistungen nicht findet, so liegt das daran, daß er eben das chemische Gefüge dieses Protoplasmas nicht beachtet. Jedenfalls bringt es uns nicht weiter, für diese Leistungen gleich drei verschiedene „Dirigenten" (Impulssysteme) anzunehmen; wir ziehen es dann bei weitem vor, unser Nichtwissen zu erklären. In Wirklichkeit verdanken diese „Dirigenten" aber vor allem ihr Dasein der Vernachlässigung der formbildenden Fähigkeiten chemischer „Gefüge".

„Diesem form- und strukturlosen Plasma", schreibt Dombrowski, „welches nirgends lokalisiert ist, sondern überall, in jedem Teile des Organismus, sowohl wie auf jedem Stadium der Ontogenese auftritt, müssen wir außer den elementaren Lebenseigenschaften, wie Wachstum, Ernährung, Assimilation usw. noch die Eigenschaft der Differenzierung, also die Fähigkeit der Formbildung zuschreiben. Es liegt die Vermutung nahe, daß die Verschiedenheiten im Leben des Individuums tatsächlich durch die mannigfaltigen Reaktionen eines und desselben Plasmas erzeugt werden, daß also das Plasma für einen jeden Organismus, genauer für ein jedes Individuum und zwar auf allen Entwicklungsstadien desselben etwas konstantes ist, wahrscheinlich eine bestimmte chemisch-physikalische Zusammensetzung besitzt. Diese Vermutung wird durch viele Tatsachen unterstützt. In erster Linie gehört hierher die sogenannte Äquifinalität der Regeneration. . . . Aus der Konstanz des Resultates bei denselben äußeren Bedingungen sind wir berechtigt, auf die Konstanz der Ursachen zu schließen, d. h. zu folgern, daß sowohl der Entwicklung wie der Regeneration eine und dieselbe Substanz zugrunde liegt. Es folgt außerdem daraus, daß das Plasma, als ideelle Substanz, Grundlage der Entwicklung, im Laufe der Ontogenese unverändert bleibt, daß also jeder Organismus eine für ihn charakteristische konstante Plasmasorte besitzt."

Hier wird also aus exaktester entwicklungsmechanistischer Forschung der Schluß gezogen, der auch durch die modernen chemischen

Methoden der Immunitätslehre — entgegen Driesch — bewiesen ist: jeder Organismus hat ein spezifisches, für ihn chemisch-charakteristisches Plasma.

Die spezifische Substanz ist also die Grundlage der Formbildung. Ihre Veränderungen, ihre Verteilung bestimmen alles Wesentliche der Formbildung. Zahlreiche experimentelle Untersuchungen (ich erwähnte oben schon diejenigen am Ffoschei) haben gezeigt, daß eben alle Formbildung abhängig ist von der räumlichen Anordnung „der Maschinenteile", um eine, allerdings ganz unzureichende, Bezeichnung von Driesch zu gebrauchen. Gerade die Untersuchung atypischer Formvorgänge hat das immer wieder gezeigt. „Der atypische Formvorgang", schließt Schaxel (1922 S. 524), „erweist sich als ebenso beharrlich wie der typische. Daraus ergibt sich, daß der Typus nichts Absolutes, weder raumstarr noch unräumlich beharrend ist. Die stoffliche Gebundenheit des Formhaften schränkt auch die atypischen Wege in bestimmbarem Umfange ein. Darüber hinaus erfolgt die Zerstörung der organischen Form. An die Stelle geordneten Zusammenwirkens tritt der Verfall". Und auf Grund ausgedehnter experimenteller Untersuchungen kommt derselbe Forscher zu dem klaren, exakt durch seine Befunde belegten und bewiesenen Schluß: „Das Ordnungshafte im Formvorgang ist gebunden an stoffliche Teile, deren jeder in jedem Zeitpunkt eine räumlich bestimmte Lage einnimmt. Die Teile in Raum und Zeit sind für jede Phase der Entwicklung ermittelbar. Sie sind in der Konstitution der Zellen, im Lageverhältnis der Zellgebilde und in ihrer gegenseitigen Zuordnung gegeben. Wir werden weder auf ultravisible Strukturen verwiesen, noch darauf, daß das Stoffliche überhaupt unwesentlich ist. Ausschaltung, Verlagerung, Entfernung, Einfügung und Ersetzung von Teilen zeigt, daß im Stofflichen Form vorhanden ist."

Will man aber von räumlicher Anordnung der „Maschinenteile" reden, so muß man sich darüber klar sein, daß es sich im Wesentlichen um chemisches Gefüge, nicht um technisch-mechanisches Gefüge handelt. Auf dieser nicht nur unbewiesenen, sondern heute widerlegten Hypothese eines rein mechanischen Gefüges bauen sich vor allem die antimechanistischen Schlüsse des Neovitalismus auf. Nicht unräumliche Entelechien und immaterielle Impulsfolgen bringen die Organe mit differenziertem Gefüge hervor, sondern der primäre chemische Aufbau der lebendigen Substanz, des spezifischen Individualplasmas. Wenn v. Uexküll schreibt, wir wüßten heute noch nicht, warum seine „Impulse“ nur auf das Protoplasma einwirken, so ist die Antwort hierauf recht einfach: weil eben die spezifische chemische Struktur der lebendigen Substanz und das Protoplasma identisch und nicht voneinander zu trennen sind.

Es ist nun wirklich sehr lehrreich, zu sehen, wie selbst Driesch, wenn wir von der Nomenklatur absehen, zu recht ähnlichen Schlüssen gelangt. Über die Entelechie habe ich nämlich bei Driesch eine einzige wirklich positive Angabe gefunden — er nennt sie: „Substanz“ und schreibt[1]: „Aber nun heiße auch ihre ‚substantielle‘ Natur alles, was an ihr beharrlich und immer dasselbe ist. Macht man damit Ernst, so wird Entelechie ein ungeheuer zusammengesetztes intensiv mannigfaltiges substanzielles System von Vermögen: ‚Ist‘ sie doch die Gesamtheit der Vermögen für Formbildung, Restitution und Adaptation; und nicht nur das, sondern sie bedeutet auch das Vermögen, die nächste Generation zu produzieren, und nicht diese allein, sondern alle künftigen Generationen einschließlich aller etwa in ihnen geschehenden phylogenetischen Mutationen. Entelechie als Substanz ist also eine Anweisung auf unermeßliche künftige Möglichkeiten, denn jeder empirische Organismus trägt in sich eine solche Anweisung auf solche unermeßliche künftige Möglichkeiten, und Entelechie soll ja sein ‚Wesen‘ ausdrücken.“ Alles was hier Driesch über die Entelechie sagt, kann in unserem Sinne wörtlich von der spezifischen materiellen Struktur des Keimplasmas gesagt werden. Diese Substanz heißt also bei Driesch Entelechie.

Auch die gesamte Embryologie ist, entwicklungsmechanisch betrachtet, nicht in erster Linie ein Problem der Form, sondern ein Problem der Substanz!

„Spezifisch“, sagt mit Recht R. Goldschmidt, ist die chemische Beschaffenheit der Proteine, die den Körper aufbauen, spezifisch ist der Rhythmus eines Differenzierungsvorganges wie die Furchung, spezifisch sind feinste Einzelheiten der Zellstruktur, wie Chromosomenzahl, Zentrosomenbeschaffenheit, Einzelheiten der Kernrekonstruktion oder Teilungsspindel, spezifisch sind Reaktionen auf die Außenwelt und Instinkte.“

Heute hat die gesamte Lehre von der Vererbung, die sich zunächst auf der ideellen Annahme von Ideen, Genen, Faktoren zur Erklärung der Mendelschen Gesetze aufbauen mußte, bereits den innigsten An-

---

[1] Phil. d. Org. 2. Aufl., S. 514. 1921.

schluß an die morphologisch nachweisbare chemisch-physikalische Struktur der Eikernsubstanzen gefunden. „Es zeigt" schreibt Baur „die glänzende Durchforschung der Koppelungserscheinungen, die wir Morgan und seinen Schülern für Drosophila verdanken, daß diese rund 100 Grundunterschiede durchaus nicht alle frei voneinander mendeln, sondern daß sie untereinander viele Koppelungen zeigen. Und zwar lassen sich vier Gruppen von Faktoren unterscheiden, wobei immer die Faktoren einer Gruppe untereinander gekoppelt sind. Also wir finden so viele unabhängig voneinander mendelnde ‚Gruppen von Faktoren' als Drosophila Chromosomen hat." Je nachdem diese „Faktoren" in verschiedenen Chromosomen und Chromomeren liegen, zeigen sie ganz verschiedene Koppelungsarten und -Möglichkeiten. „Ein Faktor" aber sagt R. Goldschmidt — und dies ist das Ergebnis einer jahrzehntelangen fruchtbaren experimentellen Erforschung der Vererbungsvorgänge — „ist nicht eine platonische Idee oder aristotelische Entelechie oder ein mystisch-undefinierbares Gen, sondern ist eine bestimmte Quantität einer bestimmten aktiven Substanz, wahrscheinlich eines Enzyms, die allen physikalischen und chemischen Gesetzen für solche Substanzen unterworfen ist. Wenn auch die Qualität der Substanz selbstverständlich festgelegt ist (was gelegentliche Veränderungen, etwa stereoisomerer Natur, nicht ausschließt) so muß ihre Quantität doch variabel sein. Denn was für jede Reaktion wie jede organische Produktion zutrifft, nämlich' daß die Quantität des Produkts ceteris paribus mit den Außenbedingungen variiert, muß auch für den Vorgang der Bereitstellung dieser Gen-Substanzen in den Geschlechtszellen zutreffen."

Die Goldschmidtsche Theorie, daß die Gene, die Erbfaktoren quantitativ abgestufte Enzyme sind, die die Hormone der Formbildung produzieren, ist besonders durch das Studium der Intersexe von *Lymontia dispar* heute schon derartig gut und scharfsinnig begründet worden, daß man wirklich nicht gut mehr von der Denkunmöglichkeit der mechanistischen Auffassung der Erbfaktoren sprechen sollte. Die primäre Überzeugung von dieser Denkunmöglichkeit hätte uns allerdings vor der Aufdeckung der zahlreichen neuen und wichtigen Tatsachen bewahrt, die die mechanistische Auffassung des Problems durch Goldschmidt schon gebracht hat.

Bedenken wir, daß das Problem der Vererbung zu den schwierigsten Fragen der Naturwissenschaft überhaupt gehört und Driesch gerade in der von ihm behaupteten Unmöglichkeit der mechanistischen Erklärung der Vererbung einen weiteren wichtigen Beweis der Autonomie des Lebens erblickt, so muß man doch sagen, daß im Gegenteil die mechanistische Erforschung dieses Problems schon recht tüchtige Fortschritte gemacht hat. Die Lösung liegt in der chemisch-physikalischen Struktur des Keimplasmas und diese ist für Vererbung und Formbildung von gleicher Bedeutung. Spezifische Hormone regeln die normalen Formbildungsprozesse und bringen die Differenzierung in einem festgelegten Rhythmus hervor. Die Chromosomen faßt Goldschmidt als ein kolloidales Skelett auf, das bei jedem Teilungsschritt der Zellen die gesamten Erbenzyme des Kernes adsorbiert und überträgt. „Die richtige quantitative Konstellation im Differenzierungsprozeß ist danach das Wesen der Vererbung.“ Die quantitativen Variationen der Faktorensubstanzen ergeben die Möglichkeit, die zweckmäßige Anpassung und die Artbildung durch Selektion zu erklären. „Die Wurzel der Vererbung“ sagt Ruzika, „haftet in der Chemie.“

Während v. Uexküll die Ergebnisse der Mendelforschung als zwingendste Beweise dafür ansieht, daß das „Gen“ keine materielle Grundlage haben könne, folgert zur gleichen Zeit R. Goldschmidt aus all seinen experimentellen Untersuchungen genau das Gegenteil. Die immateriellen Kräfte, die Impulssysteme v. Uexkülls können keinen Sitz, keine materielle Grundlage haben. Goldschmidt aber zeigt, daß die Theorie, wonach die mendelnden Faktoren ihren Sitz in den Chromosomen des Zellkerns haben, „heute auf der Höhe eines Experimentalbeweises in Physik oder Chemie steht.“ Die Mittel der Spezifität der energetischen Vererbungsvorgänge sind nach Goldschmidt materieller Natur und der Ausgang der spezifischen Differenzierung des Organismus ist in spezifischem Material „Enzymquantitäten“ und spezifischer Energie gegeben, derart festgelegt, daß alles weitere zwangsläufig abrollt und nur mehr ein dynamisches Problem ist. Das Wesen der Vererbung liegt in allgemein chemischen Prozessen der lebenden Substanz, liegt nach Roux ursprünglich in der chemischen Assimilation. Die konservative Kraft der organischen Bildungen, d. h. Vererbung und Artkonstanz hängen also in letzter Linie von den chemischen Affinitäten der spezifischen Strukturbestandteile ab. Weitere Beweise hierfür sind bei Schepotieff zusammengestellt.

Das Problem der Vererbung erscheint m. E. dem menschlichen Denken noch wesentlich schwieriger als das der Formbildung, obwohl es wahrscheinlich identische Probleme sind. Aber trotzdem sehe ich bei den heutigen Fortschritten in der Vererbungslehre wirklich keinen Grund mehr von mechanistischen Denkunmöglichkeiten zu reden.

Auf die schwierige und so viel umstrittene Frage der Vererbung erworbener Eigenschaften kann hier nicht näher eingegangen werden, es soll nur betont werden, daß auch sie dem mechanistischen Verständnis keine grundsätzlichen „Denkunmöglichkeiten" darbietet. Die scharfsinnigen Analysen der Frage durch W. Roux, die mnemischen Erregungen Semons, die hormonalen Beeinflussungen des Stoffwechsels als der Grundlage der Lebensvorgänge, das Prinzip der virtuellen Verschiebungen (Jackmann), die Tatsache der sensiblen Periode der Keimzellen (Tower) — all das sind Hinweise auf Erklärungs- und besonders Forschungsmöglichkeiten im Sinne der mechanistischen Aufklärung.

Immer und immer wieder kommt es bei den Entwicklungs- wie bei den Vererbungsvorgängen auf das Ausgangsmaterial und hier für die feineren Vorgänge der Vererbung vor allem auf das Kernchromatin, für die gröberen Form- und Organbildungen wahrscheinlich mehr auf das Plasma der Eizelle an. „Es liegt", sagt Spemann (1918), auf Grund seiner ausgedehnten experimentellen Untersuchungen über die Determination der ersten Organanlagen des Amphibienembryos „am Eiplasma, nicht an den Kernen, zu welchem Teil des Embryos sich die Teile des Keims entwickeln."

An der Eibildung von Asterias hat Schaxel 1914 gezeigt, daß der Furchungsverlauf ganz vom Eibau abhängt: „Das lehrt deutlich die Furchung von Eiern mit abnormer Inhaltsanordnung, die in alle Blastomeren mit übernommen wird und bei der jede Teilung die Entwicklung weiter von der Norm entfernt." Wie sind alle diese Tatsachen mit der Idee des Vitalismus, mit der Annahme einer primären Zweck- und Zielstrebigkeit alles lebendigen Geschehens, mit den immateriellen Entelechien, Regeln, Impulssystemen zu vereinbaren, die ja doch hier das gesamte intakte Material noch zur Verfügung haben, also ihre Macht ohne weiteres beweisen müßten?

Ist aber die chemische Substanz der Zelle und ihr Stoffwechsel die Grundlage des Lebens und aller Formbildungsvorgänge, so werden die Grundgesetze alles chemischen Geschehens auch für die Formbildung maßgebenden Einfluß haben. Erhöhung der Temperatur beschleunigt im allgemeinen alle chemischen Prozesse. Und schon seit 1877 wissen wir durch Untersuchung von Dareste, daß am Hühnerei durch leichte Steigerung der Temperatur des Brutapparates Zwergbildungen erzielt werden können: Die Entwicklung (d. h. die chemischen Prozesse der Differenzierung) ist so stark beschleunigt, daß das Wachstum nicht gleichen Schritt halten kann. Chemische Prozesse sind also die Grundlage aller Formbildung.

Anklänge an diese Erkenntnis finden sich auch bei v. Uexküll. Während er scharf den außerräumlichen und außerzeitlichen Charakter des „Gens" betont, nennt er trotzdem ein Gen „ein durch einen Impuls aktiviertes Ferment" und läßt die Gene „in den Kernsubstanzen verankert" sein. In Wirklichkeit nähert sich also v. Uexküll sehr stark der hier vertretenen mechanistischen Auffassung und die Übereinstimmung würde vollständig sein, wenn er statt „Impuls": unbekannte Kräfte, oder auch sagen würde: ein Gen ist ein aktives Ferment, dessen Wirkungen aus seinem — noch unbekannten — spezifisch chemischen Gefüge abzuleiten sind.

Nehmen wir als Grundlage aller Formbildung und Vererbung eine spezifische chemisch-physikalische Plasmamasse an, so muß auch die Quantität dieser Masse von Bedeutung sein.

In der Tat, wenn durch experimentelle Verschmelzung zweier Eier Riesenbildungen, wenn durch Verkleinerung des Eimaterials Zwergbildungen entstehen, wie will man das anders als rein mechanistisch auffassen. Wo bleibt da noch Raum für Entelechie, Impulssysteme und Vitalismus? Wenn Driesch aus seinen glänzenden Experimenten der erfolgreichen Verschmelzung zweier Echinidenkeime, der Eier von Sphaerechinus und Echinus, das Gegenteil, die mechanistische Unerklärbarkeit ableitet, so kann das nur durch Ausschaltung der chemischen Grundlagen der Entwicklung geschehen. Gerade diese Versuche zeigen, daß eben die gleichartigen chemischen Bausteine zusammenfließen können und so — wenn durch die nahe Verwandtschaft die Vereinigung überhaupt ermöglicht wird — die Entwicklung mit der nun verdoppelten Plasmamasse in Gang kommt. Sind aber die Embryonalteile schon determiniert, so erfolgt keine Einheitsbildung, sondern trotz Verschmelzung der Keimanlage werden die bereits determinierten Körperteile mehrfach gebildet: „Die Entwicklung eines dreiköpfigen Embryo und die Möglichkeit, seine Entstehung auf einen vorher schematisch entworfenen Typus der Verschmelzung zurückzuführen, zeigt, daß in der einheitlichen Riesenblastula die Anlagen der Keimhälften, soweit sie schon determiniert waren, weitgehend erhalten geblieben sind und daß wenigstens eine Regulation im Sinne Drieschs nicht stattgehabt hat." Nicht die „Idee des Ganzen" beherrscht also die Entwicklung, sondern die primäre Struktur der Substanz. Die Regeneration von Regeneraten (H. Driesch) macht aus ähnlichen Gründen der mechanistischen Theorie keine Schwierigkeiten, wenn man sich einmal die chemischen Grundlagen der Entwicklung und Formbildung klar gemacht hat.

Also auch die Quantität dieses spezifischen Plasmas muß für die Formbildungsvorgänge wesentlich sein und R. Goldschmidt kommt auf Grund all seiner experimentellen Arbeiten tatsächlich zu dem Schluß, daß die „Elemente der Evolution in den Quantitätsverhältnissen der Erbfaktoren mit allen daraus folgenden Konsequenzen gegeben" sind, daß daher „das Massengesetz der Reaktionsgeschwindigkeiten eines der Grundgesetze der Evolution" und der Vererbung ist.

Sogar die so außerordentlich schwierige Frage der Einheit des Organismus läßt sich durch die chemische Theorie der Formbildung dem Verständnis näher bringen, worauf später noch näher einzugehen ist. „Wir wissen" sagt Dembowski (a. a. O. S. 110) „daß das Plasma eine für jeden Organismus konstante Größe darstellt und deswegen bleibt das Material, aus welchem die Regeneration oder die Ontogenese ausgehen, immer dasselbe. Der Organismus besteht nicht aus einzelnen Elementen, sondern er ist ein kontinuierliches Ganzes, eine einheitliche lebendige Substanz mit den darin enthaltenen Differenzierungen und dieses Ganze vermag auf die Einwirkungen der Außenwelt nur einheitlich zu reagieren. Wenn wir vom Organismenkörper einen Teil entnehmen, wird dadurch der ganze Organismus in Mitleidenschaft gezogen."

Die Zellen an sich allein sind also weder für die Entwicklung und Formbildung noch für die Vererbung maßgebend, sie sind nur Übermittler, Träger der spezifischen kontinuierlichen stofflichen Zusammensetzung, der spezifischen morphochemischen Struktur des lebendigen Körpers. Schon von den ersten Furchungen des Eies ab sind daher auch die Korrelationen der Zellen untereinander nachzuweisen.

Ein spezifisches kontinuierliches Plasma ist also der Ausgang und die Grundlage aller Entwicklung. Die Bildung zweck- und sinnloser Formen bei bestimmten, besonders chemischen Beeinflussungen dieses Ausgangsmaterials ist ein absolut notwendiges Erfordernis dieser mechanistischen Auffassung, wie sie ebenso völlig unvereinbar mit der vitalistischen Hypothese, mit der Entelechie als Grundlage der Formbildung ist. Diese Forderung der chemischen Theorie ist aber durch Tausende von Tatsachen weitgehend erfüllt. Um nur einzelne Beispiele zu nennen, verweise ich auf die experimentellen, durch rein chemische Eingriffe erzeugten Mißbildungen des Auges (Zyklopie) und der Riechgruben (Teleskopform der Nase) durch Roux, Morgan und Stockard, Milewski, auf komplizierteste Beeinflussungen der Formbildung durch Einwirkung einfacher Chemikalien (Borsäure, Magnesiumsalze). Durch solche chemischen Eingriffe gelang es Tornier zahlreiche in der Natur vorkommende abnorme Tierformen experimentell zu erzielen, so Zwillingsbildungen, Augenlosigkeit, Mehrkiemen, pathologische Körperasymmetrie, Albinismus, Melanismus, Neotenie, Kopf- und Hinterleibsvermehrungen, Gabelschwänze, Rund-, Mops- und Wasserköpfe, Hasenscharten und Wolfsrachen. Ist nun aber, wie wir annahmen, die spezifische morphochemische Struktur der einzelnen Arten unterschieden, so wird man fordern müssen, daß sie auf denselben chemischen Einfluß verschieden reagieren. Und das ist in der Tat der Fall: „Jedes Tier neigt dazu, eine Deformität nach einer bestimmten, einseitigen, in seiner Art liegenden Richtung hin anzunehmen.‟

Gegen eine rein chemische Theorie der Formbildung hat sich kein Geringerer als Wilh. Roux, der Begründer der Entwicklungsmechanik, gewandt. Seine Einwände müssen um so schwerer wiegen, als er den Vitalismus ablehnt und wir ihm ja ganz besonders viele mechanistische Aufklärungen der Lebensvorgänge verdanken. Roux[1]) schreibt: „Das Wesen des Organischen liegt also, wie schon Haeckel ausspricht, in den Prozessen; diese aber sind als bewirkt vorzustellen durch die besondere Struktur des diese Prozesse vollziehenden materiellen Substrates. Das Spezifische dieser ‚Lebensstruktur‛ kann einmal liegen in der Struktur der Atome dieser Gebilde; doch ist dies nur zum kleinsten Teile der Fall; und ich halte daher alle rein chemischen Definitionen des Lebens für vollkommen unzureichend, das Wesentlichste nicht enthaltend. In viel erhöhterem Maße wird die wesentliche, das Leben bedingende Struktur gelegen sein in der Struktur der aus diesen Atomen zusammengesetzten Molekel und noch mehr in dem Aufbau der letzten lebenstätigen Teilchen (Isoplassonten, Autokineonten, Automerizonten und Idioplassonten) aus diesen Molekeln.‟

Hier kommt es nur darauf an, was man unter „rein chemisch‟ versteht. Ich glaube, daß sich eine so schärfe Unterscheidung chemischer

---

[1]) Der züchtende Kampf d. Teile. S. 406. 1895.

und physikalischer Determination im Keimplasma, wie Roux es will,
heute überhaupt nicht mehr durchführen läßt. Die „physikalische
Determination im Keimplasma" sagt Roux[1]), „überwiegt jedenfalls
weit über die chemische Determination. Doch können in „typischer"
Menge produzierte chemische Faktoren (Hormone) auch die gestaltende
Tätigkeit der physikalischen Faktoren in typischer Weise beeinflussen
und so selber typisch gestaltend mitwirken." Nachdem wir heute
wissen, daß chemische Kräfte gerade in Kolloiden typische physikalische Strukturen hervorbringen können und die Kolloide die wichtigsten
Bausteine der lebendigen Substanz darstellen, kann ich hier höchstens
geringe unwesentliche Differenzen der Nomenklatur, nicht der Auffassung erblicken. Und wir werden Roux vollkommen folgen können,
wenn er definiert (Terminologie) „Die Determination, Bestimmung
eines Lebewesens ist entgegen Pflüger substantiell dargestellt durch die
Vererbungssubstanz, das Keimplasma mit seiner Vererbungsstruktur."
Roux erkennt aber selbst an (Terminologie), daß „nach den Versuchen
über Hormone auch chemische Bestandteile des Keimplasmas, des
Embryo usw. für die Ausbildung der typischen Gestaltungen sehr wichtig
sind". Und da wir den Inkreten für die Formbildung und die Einheit
des Organismus, für Vererbung und Artbildung die größte Bedeutung
beimessen dürfen (s. später), werden wir die chemischen Grundlagen
des Intimbaus der Eizelle stärker betonen dürfen. Zudem ist ja auch,
nach Roux „das meiste Determinierende im Ei unsichtbare Struktur,
Metastruktur."

Aber auf einen Punkt muß hier noch zurückgegriffen werden. „Das
Wesen des Organischen liegt", zitierten wir eben nach Roux, „in den
Prozessen, bewirkt durch die besondere Struktur des materiellen Substrats." Hier wird, und ich glaube mit Recht, der Stoffwechsel als das
Wesen des Organischen in den Vordergrund gestellt. Nicht die Substanz
selbst ist das eigentlich Typische des Lebens, sondern der spezifische
Stoffwechsel, dessen Grundlage allerdings diese Substanz ist. Denn diese
spezifische Substanz wird ja stets zerstört und wieder neuerzeugt, befindet sich also in stetigem Stoff„wechsel". Die Beständigkeit ihrer
Struktur beruht also auf ihrer stets gleichen Neuerzeugung. Cunning-
ham hat darum auch in seiner chemisch-epigenetischen Entwicklungstheorie an Stelle der geformten Pangene, ungeformte chemische Inkrete,
Hormone treten lassen und so betont, daß das Spezifische, Wesentliche

---

[1]) Terminologie.

eben im spezifischen Stoffwechsel liegt. Ich glaube, man wird in der physikalisch-chemischen Intimstruktur des Eies, in der unsichtbaren Metastruktur nach Roux beide Möglichkeiten gelten lassen müssen. Jedenfalls ist der spezifische Stoffwechsel aber der Kern der Lebensvorgänge. Wie wesentlich der Stoffwechsel für das Leben ist, geht auch daraus hervor, daß gerade die Flamme — ich verweise auf die Darstellungen von Roux — eine große Anzahl der Grundeigenschaften des Lebendigen aufweist. „Die Flamme" schreibt er (1923), „bietet schon zehn prinzipielle Übereinstimmungen mit den niedersten Lebewesen dar. Und alle diese, die ‚Dauerfähigkeit' der Flamme im Wechsel des Stoffes und der Energie darstellenden Prozeßeigenschaften können bei Selbstentzündung rein chaogen, ohne menschliches Zutun und ohne Entelechie ‚auf einmal' entstehen. Einige Eigenschaften der niedersten Lebewesen fehlen ihr noch, bzw. sie sind nur in minderem Grade vorhanden."

Es erhebt sich nun für uns die wichtige Frage, ob denn dieser spezifische Stoffwechsel uns Formbildung, Zweckmäßigkeit, Einheit des Organismus und Ordnungsgeschehen erklären kann.

In der Tat läßt sich gerade der „Einfluß des Ganzen", das Kernphänomen der Zweckmäßigkeitsfrage, einheitlich auf biochemische Vorgänge zurückführen, womit der mechanistischen Forschung der Weg gewiesen ist.

„Die Dauerfähigkeit der Lebewesen", sagt Roux (Terminologie), „ist an sich gegründet auf den Stoffwechsel". Ruzicka hat sehr schöne Beweise für die grundlegende Bedeutung des spezifischen Stoffwechsels für die organische Formbildung in experimentellen Untersuchungen an Triton vulgaris beigebracht. Er zeigte, daß Hunger den Stoffwechsel steigert und daß die Organe der hungernden Tritonlarven weiter differenziert sind als die der nicht hungernden, „ein Umstand, welcher nur von der Steigerung des Stoffumsatzes durch den Hunger abzuleiten ist". Aus all seinen Versuchen zieht er den Schluß, daß der Stoffwechsel nicht nur als realisierender, sondern auch als determinierender Faktor wirkt und daß die Formveränderungen chemisch vollständig bestimmt sind: „Die Artgemäßheit der morphochemischen Konstitution des Eies bestimmt somit seine prospektive Potenz und setzt auch die Folge und die Art der Entwicklungsetappen, durch welche die Artgemäßheit des entwickelten Organismus verwirklicht wird, fest. Daß der Einfluß des Ganzen chemischen Charakter besitzt, zeigen sehr klar jene Fälle, in welchen bei Organismen, welche durch Restitutionsfähigkeit ausgezeichnet sind, dieselbe nicht zutage zu treten vermag; besonders wenn der Organismus gealtert ist oder wenn sich derselbe Restitutionsvorgang mehreremal hintereinander wiederholt hat. Solche Fälle kann weder die vitalistische Theorie, noch die Keimplasmatheorie erklären, weil sie von ihrem Prinzipe aus nicht verständlich zu machen vermögen, warum die Aquifinalität (Erbsubstanz) auf einmal zu wirken aufhört." Und Ruzicka kommt zum Schluß: „Die Artgemäßheit der biochemischen Prozesse, dieses oberste organische Regulationsprinzip, wird bestimmt durch die spezifische morphochemische Struktur des Protoplasmas, welche dem Ei und allen Zellen des entwickelten Organismus gemeinsam ist; sie ist also ein morphochemischer Begriff."

Ich muß mich völlig anschließen, wenn Ruzicka auf Grund seiner ausgezeichneten Untersuchungen endlich schreibt: „Demnach wären sowohl die Entwicklung, als auch die Restitution vollständig chemisch bestimmt, denn auch die physikalischen Determinationsfaktoren, welche während der Entwicklung zustande kommen, werden durch das Wachstum verwirklicht, welches wiederum chemisch (durch den Stoffwechsel) bestimmt wird."

Und dasselbe gilt von der Vererbung. Alle Phänomene der Erblichkeit beruhen letzten Endes, sagt Guyer, auf der Fähigkeit des lebenden Protoplasmas, Eiweißkörper desjenigen Typus aufzubauen, welche der chemischen Zusammensetzung seiner eigenen Proteine entsprechen. Die Vererbung läßt sich somit auf das Grundproblem des Stoffwechsels zurückführen und der „Erbkomplex ist unveränderlich durch die spezifische Assimilationskraft des Protoplasma-Eiweißes gegeben." „Vererbung ist als die Fähigkeit der Elemente des Stoffwechsels zu bezeichnen, die individuelle, spezifische morphochemische Struktur des lebenden Körpers stetig zu erneuren" (Ruzicka).

Child hat in Versuchen an Protozoen gezeigt, daß das Altern, die Seneszenz, in einer Abnahme des Stoffwechsels mit Anhäufung struktureller Hindernisse für denselben, die Wiederverjüngung in einer Zunahme des Stoffwechsels mit Forträumung jener Hindernisse besteht.

Wir sehen aus alledem, daß spezifischer Stoffwechsel und spezifische Lebenssubstanz für uns keine Gegensätze sind, sondern Betrachtungen desselben Problems von verschiedenen Seiten — beide gleich wichtig und gleich berechtigt. Wenn Macdougal (1921) deshalb sagt, daß die lebendige Substanz kein strukturchemischer, sondern ein energetischer

Begriff, so halte ich einen solchen Gegensatz für künstlich. Beides, die strukturchemische wie die energetische Seite der lebendigen Substanz sind von gleicher Wichtigkeit, das eine Folge des anderen und Ursache des anderen. Die Ekphorie der lebendigen Substanz, d. h. die Tatsache, daß die Organismen dauernd Verbindungen mit hoher potentieller Energie aus solchen mit niederer potentieller Energie bilden; ihre Fähigkeit also (Ektropismus, Auerbach, G. Hirth) Energie zu speichern, die Mannigfaltigkeit der sichtbaren und unsichtbaren Gestaltung zu vermehren, schon diese Tatsache zeigt die grundsätzliche Bedeutung der Stoffwechselvorgänge, die ohne weiteres die Sonderstellung des Lebens, die Autonomie der Lebensvorgänge beweisen (O. Steche). Denn diese Fähigkeit des Lebendigen steht im Gegensatz zu der gesamten Energietransformation im anorganischen Weltgeschehen, zur allgemeinen Entropie, d. h. der Entwertung der Energie durch Verteilung, dem Abbau der Struktur in der freien Natur.

Sehen wir also in der morphochemischen Konstitution des Keimplasmas und in dem aus dieser Konstitution sich ergebenden Stoffwechsel die Grundlage aller Formbildung, Entwicklung und Ordnung des Lebendigen, so fragt es sich, wie wir uns dann die Entstehung des Lebewesens, des Ganzen aus dem Keime vorstellen können. Zweifellos verlangt die hier vertretene Auffassung bis zu einem hohen Grade das Bekenntnis zur Lehre von der Präformation. Und doch ist keine Rede davon, daß die Theorie der Chemomorphe zu der Annahme einer starren Präformation der Anlagen der Eizelle als Grundlage der Entwicklung führen muß. Wir sahen bereits, und hier schließen wir uns Verworn und Hertwig an, daß der Charakter einer Zelle durch den ihr eigentümlichen Stoffwechsel bestimmt wird. Auch im Laufe der Entwicklung ist dieser Stoffwechsel das Wesentliche und das allein bedingt schon, daß ständige Veränderungen im Keimmaterial vor sich gehen müssen. An der gesamten Entwicklung sind deshalb Präformation und Epigenese in gleicher Weise beteiligt, indem die Mannigfaltigkeit der Anlagen zwar schon im Keim präformiert, aber von Schritt zu Schritt in der Entwicklung erst durch hinzukommende Einflüsse zur Entfaltung gebracht und vermehrt wird.

Die Schwierigkeiten der Aufklärung all dieser wichtigsten Entwicklungsvorgänge liegt darin, daß diese Vorgänge ja alle unserer direkten Beobachtung noch verschlossen sind und wir sie mühsam erst erschließen müssen. Äußerlich betrachtet ist natürlich alle Entwicklung Epigenese, als solche ist keine Struktur, kein Organ in der Eizelle präformiert. Aber das Äußerliche, grobanatomische — darunter alles direkt dem Auge auch mit unseren feinsten optischen Instrumenten zugängliche verstanden — ist hier für uns gleichgültig und ohne Interesse. Gerade das, was hinter diesen — im wahrsten Sinne des Wortes — Erscheinungen steht, wollen wir ergründen. Alle wesentlichen Strukturen und Vorgänge der Entwicklung sind unsichtbar, sind „Metastruktur" (Roux). „Die unsichtbaren Verschiedenheiten dieser Kryptostrukturen sind gerade im organischen Geschehen das Wesentlichste, denn aus solchen unsichtbaren Strukturen und deren Wirken gehen die sichtbaren Gestaltungen hervor" (Roux). Die Kombination der Umbildung verborgener Mannigfaltigkeit in wahrnehmbare und der wirklichen (epigenetischen) Vermehrung der vorhandenen Mannigfaltigkeit bestimmt die Ontogenese. Diese Auffassung ist m. E. am klarsten von Roux herausgearbeitet worden, der diese Vorgänge als Neopräformation und Neoepigenese bezeichnet hat. Die entwickelnden Teile wirken wieder aufeinander ein und Roux schreibt hierüber (Terminologie): „Die differenzierende Korrelation ist das neoepigenetische Grundgeschehen der Entwicklung, also das Hauptgeschehen in Periode I, denn auch jede „Selbstdifferenzierung" von Teilen geschieht durch ändernde Wirkung von Unterteilen aufeinander. Zu den differenzierenden Korrelationen gehören auch die mechanischen Massenkorrelationen und die chemischen Korrelationen."

Will man sich diese komplizierten Vorgänge der Entstehung der Formen aus den Anlagen des Keimes in einem Bilde klarmachen, so geschieht das m. E. am besten an dem Beispiele der komplizierten Lichterscheinungen, die wir am Himmel beim Abbrennen eines Feuerwerkskörpers, einer Leuchtrakete z. B., beobachten können. Alle die Flammenbogen, Sternschnuppen, Sprühregen, Schlangen usw. in ihren verschiedenen Lichtfarben und Lichtintensitäten sind vollständig in der Raketenpatrone „präformiert". Auch die zeitliche Aufeinanderfolge der Explosionen usw. ist in der Patrone präformiert und doch gehören zur Entwicklung all dieser Erscheinungen noch eine ganze Reihe von Realisationsfaktoren: das Abbrennen der Patrone, Sauerstoffgehalt und Wärme der Luft, Feuchtigkeitsgehalt der Luft usw. Auch hängt die Entwicklung der Lichterscheinungen im einzelnen vielfach direkt von den vorhergehenden Explosionen ab. Es besteht also hier gerade so wie in der Entwicklung der lebendigen Substanz gleichzeitig abhängige und Selbstdifferenzierung. Auch die differenzierende Korrelation chemischer wie physikalischer Art ergibt sich bei dem Abbrennen des Feuerwerkskörpers ganz von selbst.

Die Gedankengänge v. Uexkülls stehen in vielen Grundzügen den unseren sehr nahe. Auch nach seinen Vorstellungen geschieht der Aufbau eines Lebewesens durch „zahlreiche chemische Gebilde mit mannigfaltigen Fugen und Zapfen samt ihren polaren Spannungen." Nur zur Erklärung der Baufolge braucht er noch den „Rhythmus" der immateriellen Impulse. Aber es ist nicht nur denkmöglich, sondern aus vielen Tatsachen zu erschließen, daß auch die Baufolge schon im spezifischen Material des Keimes gegeben ist. Von seinem Standpunkt aus schreibt daher v. Uexküll ganz folgerichtig: „Es ist der Fehler aller antivitalistischen Hypothesen über die Entstehung der Lebewesen, daß sie die Baufolge bereits im Material als gegeben ansehen." Daß diese Annahme durchaus kein grundsätzlicher Fehler ist, — darauf allein käme es zunächst für die Beweisführung an — geht deutlich aus dem Beispiel der Raketenpatrone hervor. Hier ist einwandfrei auch die „Baufolge" der entwickelten Lichtphänomene bereits im Material gegeben, „präformiert". Für uns von Bedeutung bei diesem Vergleich ist ferner, daß eine direkte Ähnlichkeit zwischen den Lichterscheinungen am Himmel und den Anlagen derselben in der Raketenpatrone überhaupt nicht existiert. Das sind vollkommen verschiedene Dinge und doch ist das eine präformiert im anderen. Genau so kann im Organismus niemand den Anlagekomplexen selber ansehen, was für Bildungen im Laufe der Entwicklung daraus entstehen. Nur die genetische Beobachtung und das Experiment bringen uns die Beweise — ebenso wie bei der Rakete.

Ferner unterliegt es gar keinen Zweifel, daß alle die von dem Feuerwerkskörper erzeugten Lichterscheinungen völlig andere würden, wenn wir die Patrone unter anderen äußeren Bedingungen abbrennen würden. Würden wir sie z. B. in einer reinen Sauerstoffatmosphäre abbrennen, so würde der ganze Vorgang ein anderer werden, selbst die Reihenfolgen der Explosionen könnten sich ändern und der ganze Komplex von Lichterscheinungen würde jetzt ein völlig anderer sein, der vielleicht mit jenen Lichtformen, die wir in der gewöhnlichen Atmosphäre durch die Patrone zur Entwicklung brachten, gar keine Ähnlichkeit mehr hätte. Das würde schon der Fall sein, wenn wir nur eine solche Bedingung änderten. Wir könnten aber mehrere Bedingungen ändern, z. B. außer dem Sauerstoffgehalt noch die Temperatur, die Feuchtigkeit usw., wir könnten andere reaktionsfähige Gase der Atmosphäre hinzufügen und kommen so zu einer unendlichen Zahl von Möglichkeiten. Ganz ebenso bei der Entwicklung des Eies! Runström (1918) hat gezeigt, daß unter abnormen Bedingungen die Entwicklung des Seeigeleies andere Bahnen einschlägt als die normalen. „Es handelt sich deutlicherweise um die Aktivierung von Potenzen, die in der normalen Entwicklung unterdrückt sind. Diese Potenzen können zur Bildung wohlcharakterisierter Organe führen, die der normalen Entwicklung vollkommen fremd sind." Wir sehen also im Seeigelei sind ebenso wie in der Raketenpatrone infolge ihrer chemischen Zusammensetzung „dauernd latente Potenzen oder Gene vorhanden".

Und trotz alledem wird man sowohl bei der Rakete wie bei der Eizelle von einer Präformation der Anlagen sprechen dürfen. Die äußeren Bedingungen sind fast immer so unveränderlich gegebene, daß wir mit ihnen geradezu als etwas Konstantem rechnen müssen. Und die primäre Zusammensetzung der Raketenpatrone ist so dominierend, daß wir sie als das Wichtigste hinstellen dürfen. Deshalb wird der Feuerwerkskünstler, wenn er neue Erscheinungen hervorzaubern will, immer wieder an der Konstruktion seiner Patrone angreifen. Deshalb ist auch für den Organismus die primäre Zusammensetzung des Keimplasmas das Wichtigste und Ausschlaggebende. Würde einmal ein solches Keimplasma unter äußere Bedingungen ganz anderer Art, als sie auf der Erde gegeben sind, geraten, so würde, falls die Entwicklung überhaupt möglich wäre, ein Lebewesen anderer Struktur daraus entstehen können. Aber wir werden niemals annehmen können, daß ein solches Lebewesen unter veränderten Bedingungen etwa die charakteristischen Eigenschaften und Strukturen einer ganz anderen, uns bekannten und charakteristischen Art aufweisen könnte. Niemand wird daran zweifeln, daß es völlig unmöglich und undenkbar ist, durch noch so starke Veränderungen der äußeren Bedingungen etwa aus einem Seeigelei einen Wirbeltierembryo hervorzubringen. Das beweist schon, daß die Formbildung des Lebendigen, daß die Entwicklung des Organismus aus der Eizelle neoepigenetische Präformation ist und das Wesen dieser Präformation erblicken wir in dem spezifisch chemischmorphologischen Aufbau des Keimplasmas: Theorie der Chemomorphe.

IV. Die Einheit und Ganzheit des Organismus.

Selbst das so schwierige Problem der Einheit des Organismus kann ebenfalls durch die chemische Theorie der Formbildung unserem Verständnis näher gebracht werden. Nun ist es zwar m. E. durchaus nicht möglich, eine klare und unzweideutige Bestimmung des Begriffes der „Einheit des Organismus", der Ganzheit zu geben, ebensowenig wie es bisher möglich den Begriff der Individualität zu definieren. „Ganzheit" sagt W. Roux (1922) „hat ein Gebilde, welches sich mindestens im Wechsel des Stoffes selber in seiner Art (Form und Struktur) erhält oder auch noch Defekte wieder bis zur früheren Gestalt ergänzt." Danach kann auch nicht Lebendiges Ganzheit besitzen, die Flamme z. B. Für die Organismen aber gibt es sehr verschiedene Arten und Grade der Ganzheit: „Das, was das höhere Lebewesen grundsätzlich vom niederen unterscheidet, ist das Geheimnis der ‚Individualität' oder ‚Ganzheit'. Die Pflanze stellt in der Hauptsache nur ein ‚nebeneinander'geordnetes System dar; das Tier hingegen bildet ein in sich ‚über- und unter'geordnetes System, dessen Bestandteile in weit innigerem Kontakt ‚miteinander' stehen. Das Tier ist in ganz anderem Maße Ganzheit. Die Pflanze hat keine ganzmachenden Organe wie ein Gefäßsystem mit zentralem Motor oder gar ein Zentralnervensystem" (A. Müller 1923). „Bei den höher entwickelten Tieren tritt jede Art in geschlossenen, scharf ausgeprägten Individuen auf, während in der Welt der höheren Pflanzen eine solche scharfe Ausprägung von Individuen nicht vorkommt" (K. Fritsch, 1920). Auch die Individuen sollen nur Abstraktionen des menschlichen Geistes sein, was wirklich existiere, sei nur die lebende Substanz, das unsterbliche Protoplasma. Morgan bezeichnet als „Individuum einen Organismus, der einen relativ (aber auch nur relativ) isolierten Abschnitt des Lebensprozesses verkörpert und von der Furchung des befruchteten Eies bis zum Tode des erwachsenen Organismus reicht und mit der Eiablage des erwachsenen Organismus wieder beginnt."

So ist das Problem der „Ganzheit" im höchsten Sinne verwandt dem der „Individualität" und sicher mechanistisch nicht von einem Gesichtspunkt aus zu betrachten oder gar zu lösen. Aber es ist durchaus denkbar, daß der Chemismus des spezifischen Plasmas in sich ein geschlossenes System darstellt, wodurch die Ganzheit der Aktionen und Reaktionen, und das, was wir unter dieser Ganzheit zusammenfassen, gewährleistet wird. Der Begriff der „Einheit des Organismus", der „Ganzheit" kann also in sehr verschiedener Weise aufgefaßt werden. Manche identifizieren diesen Begriff mit dem psychologischen Begriff der Person, deren Einheit aus der Einheit des Bewußtseins und der Intentionalität (Brentano, Husserl) und aus der schöpferischen Synthese (Dilthey, Bergson) abgeleitet wird, obwohl es auch hier an einer Begriffsbestimmung der Person fehlt (Binswanger 1922).

Aber wir wollen hier nicht im psychologischen Sinne die Einheit des Organismus als Person, Individualität erfassen, sondern bescheidener von der Einheit der Lebensvorgänge sprechen, von der Beeinflussung der Einzelvorgänge durch das Ganze. Daß ein solcher Einfluß unverkennbar auch bei zahlreichen pathologischen Lebensvorgängen vorliegt, ist gar nicht zu bestreiten. Darin schließe ich mich Kronfeld (1923) völlig an: „heute wissen wir, daß wir um irgendeine Vorstellung von Ganzheit bei der Erfassung organischer Prozesse einfach nicht herumkommen". Die Frage ist, kann man auch die Möglichkeit einer mechanistischen Erklärung der Einheit und Ganzheit des Organismus behaupten und begründen oder muß man, wie Kronfeld sich ausdrückt, sie theoretisch unterbauen „durch eine neue Fassung der Aristotelischen Entelechie oder durch Grundbegriffe aus der Ordnungslehre von Driesch, oder aus dem Personalismus von W. Stern, oder durch den autoteleologischen Intentionalismus von Pauly, oder durch Bergsonsche Gedanken, oder durch die phänomenologische Eidetik, oder — besonders exakt und prägnant — durch den Gestaltbegriff und die ‚gestalttheoretische' Grundlegung von Köhler und Wertheimer" oder — können wir hinzufügen — durch die Impulssysteme von Uexkülls. Auf diesem Wege gelangt man zum Vitalismus oder zu der Auffassung, daß dieser Grundbegriff der Ganzheit „vielleicht nichts als eine ‚leitende Fiktion' der Forschung, oder eine Kantische ‚Maxime der Urteilskraft' ist" (Kronfeld). Mit besonderer Schärfe betont auch v. Weizsäcker (1923) die Unmöglichkeit einer klaren Definition der Ganzheit, er betont, man könne ebenso gut ja besser behaupten und begründen, daß ein kranker Mensch keine Ganzheit sei, und daß eine Synthese durch Wissenschaft nicht gelinge, sondern nur eine Analyse.

Trotz all dieser theoretischen Schwierigkeiten ist für uns die Einheit und Ganzheit des Organismus keine Fiktion. Beständigkeit und Ganzheit sind wesentliche Charakteristika des Lebendigen (Haldane 1923), und wenn wir das Wesen dieser Ganzheit bis heute noch nicht in eine klare und eindeutige Begriffsformel fassen können, so teilt der Begriff der Ganzheit und Einheit des Organismus diesen Mangel mit allen andern naturwissenschaftlichen Begriffen, deren völlige Unzulänglichkeit gegenüber der Vielseitigkeit und dem unerschöpflichen Reichtum des Lebendigen heute jedem Naturwissenschaftler klar sein sollte (vgl. H. Rickert). Dieser große Mangel kann und darf uns also kein Grund sein, diesen notwendigen Begriff fallen zu lassen. Ist es nun denkbar, daß die naturwissenschaftlichen Tatsachen, die wir unter diesem Begriff der Einheit und Ganzheit des Organismus zusammenfassen, eine mechanistische Erklärung finden können?

Die chemische Theorie der Formbildung kann uns m. E. auch in dieser schwierigen Frage weiterhelfen.

Dieses Problem der Einheit des Organismus scheint mir wesentlich wichtiger zu sein als die Frage der sogenannten Zweckmäßigkeit des Organischen. Diese „Zweckmäßigkeit" tritt ja gerade darin am deutlichsten hervor, daß wir zahlreiche Einzelvorgänge im organischen Leben beobachten, die uns sofort verständlich werden, wenn wir die Interessen des Gesamtorganismus im Auge behalten und die deshalb auch als zweckmäßig im Sinne und im Interesse des Gesamtorganismus bezeichnet worden sind.

Dieses Problem der Einheit des Organismus — früher eine Selbstverständlichkeit — existiert in der Naturwissenschaft in seiner ganzen Schärfe erst seit dem Tage, da die Zelle entdeckt wurde bzw. da nachgewiesen wurde, daß sich jeder höhere Organismus aus einem Komplex von Zellen aufbaut. Mit dieser Zersplitterung des organischen Lebens in Elementarorganismen, mit dieser Zurückführung des Organismus auf ein Konglomerat von Einzelorganismen mußte das Problem der Einheit des Organismus, das Problem der Individualität das eigentliche Problem der erklärenden Naturwissenschaft werden. Schon Humboldt hat gesagt, in der Individualität liegt das Geheimnis alles Daseins, und mit dem Nachweis, daß alle Organismen aus einer Vielheit von Zellen aufgebaut sind, und trotzdem diese Einheit des Organismus in wunderbarer Weise erhalten bleibt, ist die Frage, wie die Natur diese Elementarorganismen, diese Einzelzellen zu einem Organischen zusammenschweißt und zusammenhält, vielleicht die wichtigste Frage der Biologie. Mit Recht sagt Driesch[1]): „Alle Organe bauen sich aus Zellen auf. Das ist eine einfache Beobachtungstatsache, und ich kann es daher

---

[1]) Phil. d. Org. Bd. 1, S. 27. 1909.

nicht billigen, wenn dieser einfachen Tatsache der Name einer Zellentheorie gegeben wird. Es liegt hier gar nichts Theoretisches vor." Diese Tatsache steht also fest und sie zwingt demnach zu einer besonderen Erklärung der Einheit des aus zahllosen Einzelzellen bestehenden Organismus. Die Zellularforschung glaubt nun an dieses ganze Problem vielfach gar nicht oder meint auch heute noch, dieses Problem einfach vernachlässigen zu können. Ja man hat es direkt ausgesprochen, daß es eine Einheit des Organismus im Sinne einer höheren biologischen Einheit nicht gebe. Andererseits möchte ich auch in den so häufig wiederkehrenden Vergleichen mit anderen Vereinigungen organischer Individuen zu einem besonderen Zweck eine Verkennung des besonderen Problems, wie es uns die Einheit des Einzelindividuums, des Einzelorganismus darbietet, erblicken. Nach Hertwig[1]) setzt sich der Organismus aus verschiedenen Spezies von Zellen zusammen „wie das Tierreich aus verschiedenen Spezies von Tieren". Ein solcher Vergleich hinkt sehr stark und kann m. E. das Wesen des Problems nur verdecken.

Schon eine klare und erschöpfende Definition des „Lebewesens" zu geben macht die größten Schwierigkeiten. Roux betont (1923), daß wir zur Zeit von den Lebewesen weder eine zureichende chemische noch eine physikalische, sondern nur eine zureichende „charakterisierende" funktionelle Definition geben können. Danach sind die Lebewesen Naturkörper, welche „durch qualitative Selbsttätigkeit" und unter Selbstregulation aller Leistungen sowohl im Wechsel des Stoffes, der Energie, der Form und der Person als auch in gewissem qualitativen Wechsel der äußeren Verhältnisse (hier durch direkte Anpassung) sich eine Zeitlang in ihrer Eigenart erhalten können, also „dauerfähig" sind.

Wenn Verworn[2]) ein organisches Individuum als eine einheitliche Masse lebendiger Substanz bezeichnet, die unter bestimmten äußeren Lebensbedingungen selbsterhaltungsfähig ist, so trifft dies wohl zu, bringt aber ebenfalls das Fundamentale dieser Einheit nicht zum Ausdruck. Wie sehr das Problem bei ihm unterschätzt wird, geht daraus hervor, daß er „Individuen" verschiedener Ordnung unterscheidet und zwar Individuen erster Ordnung: die Zellen, 2. Ordnung: die Gewebe, 3. Ordnung: die Organe, 4. Ordnung: die Personen und

---

[1]) Allg. Biol. 2. Aufl., S. 419 u. 427. 1906.
[2]) Allg. Physiol. 5. Aufl., S. 67—71. 1909.

endlich Individuen 5. Ordnung: die Staaten. M. E. kann man die Einheit des Staates nicht auf dieselbe Stufe setzen mit der Einheit des Organismus. Auch die zahlreichen Gründe und Analogien, die v. Uexküll anführt, um den Vergleich oder gar die Identität zwischen Einheit des Individuums und Einheit des Staates zu rechtfertigen, können nicht überzeugen. Der Staat ist weder nach Umfang, noch nach Zahl seiner „Elementarorganismen", noch nach der Art und Menge des Stoffaustausches irgendwie begrenzt oder festgelegt, entspricht also höchstens einer Zellenkolonie. Der tierische Organismus ist aber eben grade — im Gegensatz zu Virchow — keine Zellenkolonie, sondern er besitzt denselben Grad von Einheit wie die Zelle selbst.

Es gibt nur ein wirkliches Analogon zur Einheit des Organismus: die Einheit der Zelle. Nicht nur ist „das Ei das Ganze im jugendlichen Zustande" (Rauber), sondern auch das Ganze ist nichts anderes als die entwickelte Eizelle. Es ist deshalb von Interesse, daß sich auch ein einzelliges Lebewesen nicht so verhält wie die Einzelzelle eines Metazoons, sondern wie ein ganzes vielzelliges Tier. „Nach Verworn, Wallengren und Kasanzeff" schreibt Schultz 1908 „verkleinern sich die Infusorien bei Hunger bis zu $^1/_3$ der anfänglichen Größe. Eine Proportionalität der Teile wird auch hier eingehalten. Das Protozoon verhält sich also nicht wie die einzelne Zelle, sondern wie das vielzellige Tier, wobei die Teile des Körpers ihre strenge Proportionalität, wie auch bei den Metazoen, einhalten". Also ist nicht die Zellengröße konstant, sondern konstant sind „die jeweiligen morphologischen Lebenseinheiten".

Im Gegensatz hierzu wollen die „Zersplitterungstheorien" eine Einheit des Organismus, eine Individualität des Ganzen überhaupt ablehnen. Die Zellen„theorie" (s. das von Driesch hierüber Gesagte) die Darwinsche Hypothese der Pangenesis, die Mosaiklehre von Roux, die Mendelsche Lehre hat man als solche „mehr oder minder extreme Zersplitterungstheorien" aufgefaßt, m. E. nur zum Teil mit Recht.

Von allen Zersplitterungstheorien, die das Problem der Einheit des Individuums teils vernachlässigen, teils aber direkt leugnen geht am weitesten diejenige Virchows. Er hat[1] „in seiner Kritik der Weismannschen Lehre hervorgehoben, daß sich in einem vielzelligen Organismus jede Zelle zu ihrem Nachbarn wie ein Stück Außenwelt verhält und daß eine Veränderung, welche eine Zelle oder Zellgruppe erfährt, auf die

---

[1] Rabl, Carl: Züchtende Wirkung funktioneller Reize. Rektoratsrede. Leipzig: Engelmann 1904. S. 16.

Nachbarzellen in ähnlicher Weise verändernd und umbildend einwirken kann, wie eine Veränderung der Außenwelt, etwa eine Veränderung des umgebenden Mediums." Weiter hat er direkt gesagt[1].: „Eine wirkliche Einheit des Organismus ist nur im Ei und im Bewußtsein vorhanden. Im übrigen ist sie mehr oder weniger eine Abstraktion, hervorgegangen aus der falschen Deutung von der Individualität der höheren erwachsenen Organismen. Diese beruht aber gerade auf einem föderalen Verhältnis der einzelnen Teile, welche aufeinander angewiesen sind und sich auf die Dauer isoliert nicht zu erhalten vermögen." Auch hierin erblicke ich eine Verkennung eines wirklich fundamentalen Problems der gesamten Naturwissenschaft.

Es kann m. E. dem vorurteilsfreien Beobachter keinen Augenblick zweifelhaft sein, daß in der Natur eine Einheit des tierischen Organismus tatsächlich materiell, nicht nur im Bewußtsein und in der Abstraktion vorliegt (natürlich soweit die Möglichkeit einer materiellen Erkenntnis überhaupt besteht). Die ausgedehnten neueren Untersuchungen über die Regeneration haben immer wieder gezeigt, daß zahlreiche Vorgänge der belebten Natur nur verständlich sind vom Standpunkte einer Einheit des Organismus aus, sie vollziehen sich, wie Driesch so häufig richtig betont hat, in zahlreichen Fällen so, daß man aus ihrem Verlauf auf die Einheit des Organismus schließen muß, daß man ihren Verlauf nur versteht mit Rücksicht auf die Bedürfnisse des Gesamtorganismus. Ich möchte ausdrücklich betonen, daß ich dies durchaus anerkenne, und daß sich zahlreiche Tatsachen der kausal-analytischen Anatomie und Embryologie, die durch Experimente in den letzten Jahrzehnten aufgedeckt worden sind, gar nicht anders als mit Rücksicht auf diese materiell vorhandene Einheit des Organismus erklären lassen. Trotzdem wollen wir uns darüber klar sein, daß die augenblickliche Unmöglichkeit einer anderen Erklärung einen bindenden und endgültigen Beweis nicht darstellt. Auch die volle Anerkennung der Zellenlehre in Biologie und Pathologie bedeutet aber nicht die Verleugnung oder Verkennung der Einheit des Organismus im Sinne Virchows. Selbst für die Pflanzen, deren Einheit und Individualität doch auf einer sehr viel tieferen Stufe steht, gilt der Satz, daß die Einheit des Organismus über seine zelluläre Aufteilung herrscht.

Die Zellenbildung bei den Pflanzen ist für Sachs „eine im organischen Leben zwar sehr allgemeine Erscheinung", aber doch „bloß eine

---

[1] Virchow: Virch. Arch. Bd. 13, S. 12.

der zahlreichen Äußerungen des Gestaltungstriebes, der aller Materie, im höchsten Grade aber der organischen Substanz innewohnt." Wir kommen also zu dem kurzen Satz von De Bary: „Die Pflanze bildet Zellen, nicht die Zelle bildet die Pflanze"[1]). Auch der amerikanische Naturforscher Whitman betont, „die Unzulänglichkeit der Zellentheorie für die Entwicklungstheorie". An Beispielen sucht er darzutun, daß die Zellenbildung keinen bestimmenden Einfluß auf die Gestaltungsprozesse ausübt und daß das Geheimnis der Organisation, des Wachstums, der Entwicklung nicht in der Zellbildung, sondern in noch elementareren Elementen der lebenden Substanz (Idiosomes) beruhe. Vielleicht dürfen wir uns diese Idiosomen nach Art von Rouxs elementaren Bausteinen des Lebens vorstellen.

Diese Idiosomen sind nun nach Whitman die wahren Bildner der Organismen, die Träger der Erblichkeit; der Organismus beherrsche die Organisation und die — ganz sekundäre — Zellbildung, die Aktion der Idiosomen sei nicht durch die Grenzen des Zellmosaiks irgendwie beschränkt.

Hertwig betont jedoch mit Recht, daß beide Sätze gelten: „Die Pflanze bildet die Zellen" und „die Zelle bildet die Pflanze" und daß sich die beiden Sätze nicht ausschließen. Die Einzelzelle hat auch individuelle Eigenschaften, ist jedoch außerdem noch einer höheren Individualität ein- und untergeordnet.

Man begegnet nicht selten der Anschauung, daß die Anerkennung der übergeordneten Einheit des Organismus über die Elementarorganismen, über die zellularen Einzelvorgänge gleichzeitig die Anerkennung des Vitalismus bedeutet. Allerdings hat der Vitalismus bisher beinahe allein das Problem der Einheit des Organismus in aller Schärfe und Klarheit formuliert und er hat geglaubt, nur durch die Annahme der vitalistischen Hypothese, nach welcher das Ganze etwas Finales ist, einen Zweck enthält, der die Entwicklung bestimmt, diese Einheit des Organismus erklären zu können. Das ist m. E. ein Trugschluß. Ich bin überzeugt, daß auch die Einheit des Organismus einer mechanistischen Erklärung zugänglich ist. Driesch betont, daß „sogar bei Organismen, welche ein sehr hohes Regenerationsvermögen besitzen, stets die Form als Ganzes, aber nicht die individuellen Zellen, der eigentliche Gegenstand der regulatorischen Vorgänge sind." Ferner steht heute fest, daß Arbeitsteilung und Differenzierung ohne

---

[1]) Zit. nach Hertwig: Werden der Organismen. S. 155.

Zellteilung möglich und auch an einzelligen Wesen schon einwandsfrei nachgewiesen sind. Zwischen den Protozoen und den vielzelligen Tieren haben sich in bezug auf die Regeneration, in bezug auf die Reduktion im Hungerzustand, in bezug auf die Arbeitsteilung und Differenzierung einzelner Teile des Körpers so große Analogien ergeben, daß wir auch das Metazoon als eine Einheit betrachten müssen und in ihm nicht einfach eine Kolonie von Protozoen als eine Aggregation von Zellen und Anlagen sehen können.

Keineswegs genügt zur Erklärung der Einheit des Organismus (weder in morphologischer, noch in physiologischer Hinsicht) die Tatsache, daß seine Zellen, seine Elementarorganismen anatomisch miteinander verknüpft sind, worin Virchow die einzige Beziehung der Zellen zueinander sah. Die protoplasmatischen Verbindungen der Zellen untereinander sind natürlich für zahlreiche Vorgänge von großer Bedeutung, das Wesentliche der Einheit des Körpers können sie nicht erklären. Dieses liegt in der physiologischen Korrelation, für die allerdings der anatomische Zusammenhang Voraussetzung ist. Diese physiologische Korrelation der Teile ist also für uns nicht die Folge, sondern die Ursache der Einheit des Organismus, dagegen ist sie die Folge der Einheit der Eizelle.

Der Vitalismus dagegen behauptet, diese Einheit, wie sie besonders in den wunderbaren „ganzheitsbezogenen“ Regenerationen zum Ausdruck kommt, lasse sich nicht anders als durch die Annahme erklären, daß in jedem Teile eines solchen Tieres „die Idee des ganzen“ sozusagen vertreten sei. Dieses psychische Agens soll jeder einzelnen Zelle vorschreiben, was sie zu tun habe. Nur dadurch soll es möglich sein, zu erklären wie es kommt, daß dieselbe Zelle im einen Falle ganz andere Leistungen vollbringt wie im anderen, daß die Verschiedenartigkeit dieser Leistungen nur verständlich wird mit Rücksicht auf das Gesamtindividuum. Schon Naegeli hat gesagt, es sei, als ob das Idioplasma wüßte, was es tun muß, um die Identität und die Lebensfähigkeit des Individuums wieder herzustellen“ und alle Beobachtungen drängen wirklich zu der Vorstellung, wie sie Semon ausgesprochen hat: „Wir haben uns ein System vorzustellen, wo jeder Teil einen Eindruck vom ganzen erhält.“

Diesem Satze müssen wir uns, wie ich glaube, anschließen. Immer wieder zeigt sich bei regenerativen Prozessen, daß der Körper die Tendenz hat, ein Ganzes von bestimmter Beschaffenheit zu bilden, daß jeder Teil einen Eindruck vom Ganzen erhält. Dies zugegeben, ist es jedoch noch keineswegs notwendig, daß dieser Eindruck eine Art psychischen Eindrucks sein muß. Es könnte in derselben Weise sich vollziehen, wie nach der durchaus mechanistischen Erklärung von Roux: Bei dem Verlust irgendeines Körperteiles werden auch entferntere Zellen hierdurch aus dem Gleichgewicht gebracht und so zur Regeneration angeregt. Nun regeneriert sich die typische und spezifische Form auch bei Kristallen. Wir wissen heute durch Przibram, daß defekte Kristalle in gesättigter Lösung, wenn nur die Verdampfung gehindert wird, wieder ihre Form vollständig regenerieren, ohne an Masse zuzunehmen! Hier könnte also ebenso gut die Idee des Ganzen, die Entelechie als Ursache der Formbildung hingestellt werden. In Wirklichkeit ist nicht zu zweifeln, daß die Form hier ebenso nichts weiter als das Ergebnis und Produkt der chemischen, stofflichen Zusammensetzung ist. Gewiß dürfen wir die Einheit des Organismus, die Ganzheit seiner Form nicht auf eine Stufe mit der Kristallform stellen (Weigert[1]), aber grundsätzlich zeigt uns der Vergleich schon, daß typische Form und Ganzheit das Ergebnis, die Folge chemischer Zusammensetzung sein kann. Auch die physikalische Struktur und Gefügebildung ist hier nichts weiter wie das Ergebnis der chemischen Zusammensetzung.

Andere, besonders Semon und Pauly haben alle Erscheinungen dadurch zu erklären versucht, daß sie der organischen Substanz generelle Eigenschaften des Gedächtnisses zugeschrieben haben. Driesch selbst, der Hauptvertreter des Vitalismus, hat diese Form der Erklärung zurückgewiesen. Andere „Pyschomorphologen" nehmen aber in allem Lebendigen einen „psychischen Kern von bewußter Zwecktätigkeit" an und ihnen gegenüber verweise ich auf die eingehende Analyse von Roux (1908) und seinen Beweis dafür, daß „die Erhaltungs- und Betriebsseele keine direkten, Gestaltung determinierenden Wirkungen auszuüben vermag". Besondere „gestaltende", zwecktätige seelische Leistungen sind noch nie nachgewiesen worden, so wünschenswert solche Leistungen oft wären.

Die Zersplitterungstheorien, die die Auflösung alles biologischen Geschehens in die Schicksale der Elementarorganismen vornehmen, nehmen häufig überhaupt keine Rücksicht auf die Einheit des Organismus. Am weitesten geht hier, wenigstens scheinbar die Annahme der Selbstdifferenzierung der Zellen bei der embryonalen Entwicklung.

---

[1] Ges. Abh. Bd. 1, S. 325.

Hier soll also die Differenzierung der Einzelelemente ohne jede Rücksicht auf die übrigen Elemente des Organismus verlaufen und da trotzdem ein harmonischer Gesamtorganismus entsteht, so würde natürlich bei dieser Differenzierung der direkte mechanistische Einfluß des Ganzen ausgeschaltet sein —, wenigstens könnte man so den Begriff der Selbstdifferenzierung definieren, aber diese Definiton entspricht nicht der Definition des Erfinders, dem Begriff und der Definition von Roux selbst, der darunter etwas ganz relatives verstanden hat. Eine absolute Selbstdifferenzierung gibt es nach Roux nicht. Diese Annahme wird aber immer wieder gemacht und so sagt denn auch Driesch[1]): „Wenn es wirklich Selbstdifferenzierung in ihren verschiedenen Formen im Laufe der Ontogenie gibt, dann sind wir berechtigt zu sagen, daß eine Harmonie der Konstellation eine fundamentale Eigenschaft aller Bildung individueller Form ist. Indem wir den Begriff dieser Harmonie aufstellen, liefern wir nur eine exakte Beschreibung von dem, was geschieht: die Harmonie zeigt sich darin, daß ein ganzer Organismus den Abschluß der Entwicklung bildet, trotz der relativen Unabhängigkeit der zu ihm führenden Prozesse.“ Hier wäre vielmehr Nachdruck auf das „Relative“ zu legen und wir werden noch sehen (s. S. 103), daß es eben eine Selbstdifferenzierung im Sinne von Driesch überhaupt nicht gibt, womit auch seine Schlüsse hinfällig sind.

Eine solche Differenzierung der Zellen bei der embryonalen Entwicklung in dem Sinne, daß die einzelne Zelle sich in absoluter Unabhängigkeit von ihrer Nachbarzelle entwickle und differenziere, gibt es nicht. Das zeigen schon die Experimente von Roux am Froschei, die je nach der Versuchsanordnung bei Halbembryonen, bald verkleinerte Ganzembryonen ergeben, also je nach den Einzelbedingungen bald abhängige bald Selbstdifferenzierung der Zellen zeigen. Also wenn auch in einem gewissen, ganz bestimmten, stets relativen Sinne eine Selbstdifferenzierung vorliegt, ist damit nicht gesagt, daß die Schicksale der einzelnen Zellen vom Komplex des Organismus nicht beeinflußt werden.

Die so wunderbar erscheinende Regeneration durch Rückbildung der differenzierten Zellform zum einfachsten Typus, um von hier aus wieder das Ganze neuzubilden, ist besonders häufig als Beweis der „Finalität“ organischen Geschehens, als Beweis des Vitalismus eingestellt worden. Aber auch wenn wir das Tatsächliche der Behauptung anerkennen wollten (wir sahen, daß die festesten Stützen dieser Anschauung

---

[1]) Phil. d. Org. Bd. 1, S. 108—109. 1909.

— Regeneration bei Clavellina — nicht mehr beweisend sind), auch dann könnte dieser wunderbare Vorgang bei näherem Zusehen nicht als etwas der mechanistischen Deutung absolut Unzugängliches bezeichnet werden. Auch die Umkehrbarkeit sollen die morphologischen Prozesse nach E. Schulz mit den chemischen und überhaupt mit dem Geschehen in der unorganischen Natur teilen. Davon abgesehen, muß es überhaupt heute noch als sehr zweifelhaft gelten, ob es eine wirkliche Umkehrung der Entwicklung in der organischen Welt gibt.

Aber nehmen wir einmal an, daß es wirklich die Entelechie oder etwas ähnliches, das Impulssystem, ein höheres psychisches Etwas ist, das die Einheit des Organismus bestimmt und von dieser höheren Warte aus sämtliche Formbildungen und Regenerationsvorgänge des Körpers leitet. Wäre dem nämlich wirklich so, so wäre es natürlich ausgeschlossen, daß der Organismus unter bestimmten Bedingungen Körper- und Formbildungsvorgänge einleitet und durchführt, die ebenso zweck- und zielwidrig sind wie sie der Idee der Einheit des Organismus widerstreben. Schon von Weigert sind Beispiele dafür zusammengestellt worden, daß sehr oft die Lehre, wonach der Organismus nach Substanzdefekten die Tendenz hat, ein Ganzes zu bilden, vollkommen im Stich läßt.

Alle diese zweckwidrigen Formbildungen werden uns später noch beschäftigen, sie beweisen allein schon auf das Schlagendste m. E., daß keine höhere vitalistische Intelligenz, daß nicht die „Idee des Ganzen" das organische Systemgeschehen leitet, suspendiert und dirigiert, sondern daß auch das organische Geschehen den ehernen chemisch-physikalischen Gesetzen unterworfen ist, wie alles übrige Sein. Aber wir brauchen uns, wie ich glaube, nicht mit diesem Beweis allein zu begnügen, wir können uns doch schon eine Reihe gut begründeter Vorstellungen davon machen, in welcher mechanistisch faßbaren Weise die Natur die Einheit des Organismus durchführt und mit welchen Mitteln sie wiederum die Einheit des Organismus auf die ihn zusammensetzenden Komponenten wirken läßt.

Wilhelm Roux hat nachgewiesen, daß die Selbstregulation eine universelle charakteristische Eigenschaft, ein „nicht notwendig vitalistisches Vermögen" aller lebendigen Substanz ist (1881, 1902 u. 1914). Diese charakteristische Selbstregulation der Lebewesen bezieht sich auf die Ausübung aller Funktionen und zwar nicht nur der Betriebsfunktionen, sondern, was vor allem für uns hier wesentlich ist, auch der Gestaltungsfunktionen. Er zeigte, daß zur Erklärung derselben irgend ein mystisches psychisches Agens nicht notwendig ist, sondern daß diese Selbstregulation der Ausdruck einer spezifischen physikalisch-chemischen Konstitution ist. Da aber nicht nur die einzelnen Zellen Selbstregulation besitzen, sondern auch der zu einer höheren Einheit verbundene Zellkomplex, das Organgewebe, der Gesamtorganismus, so ergibt sich, daß diese Selbstregulation der höheren Einheit ebenfalls durch eine spezifische chemisch-physikalische Konstitution bedingt sein muß. Und so sehen wir, daß sie tatsächlich verknüpft und untrennbar verbunden ist mit der sogenannten physiologischen Korrelation der einzelnen Teile.

Wenn wir einer mechanistischen Auffassung des Problems der Einheit des Organismus näher kommen wollen, so ist es vor allen Dingen notwendig die Beziehungen der Einzelteile des Gesamtorganismus zueinander und im ganzen näher ins Auge zu fassen. Auch diese Beziehungen werden ja auf den ersten Blick wiederum charakterisiert durch eine große Zweckmäßigkeit, wenn man sie als Funktionen im Dienste des Ganzen betrachtet. Hansemann hat für dieses Funktionieren der Einzelzelle im Interesse des Gesamtorganismus den aus der Ethik entlehnten Namen Altruismus einzuführen versucht. Aber das ist nur ein Wort, das nichts erklärt. Es besagt weiter nichts als daß gestaltliche und funktionelle Korrelationen zwischen den Organen bestehen. Der Altruismus als erklärendes Prinzip würde auf dieselbe Stufe zu stellen sein mit dem psychischen Agens, mit dem Archäus der Alten. Es ist sehr mißlich, den Zellen Qualitäten beizugeben, die sehr stark an menschliche ethische Eigenschaften erinnern. So kommt es wohl auch, daß v. Hansemann den Altruismus als eine Qualität der Zellsubstanz ansieht, die geradezu in verschiedenen Stufen vorhanden sein kann. Er nimmt an, daß Zellen mit geringerem Altruismus und größerer Selbständigkeit weniger differenziert sind.

Diese „Anaplasie" der Zellen soll sich in der „Herabsetzung des Altruismus und Steigerung der selbständigen Existenzfähigkeit" äußern und am vollständigsten bei den Keimzellen erreicht sein, bei denen der Altruismus vollständig aufhört und die Entdifferenzierung eine komplette ist". Die Keimzelle kann natürlich nicht in Korrelation mit anderen Zellen leben, denn sie stellt ja potentia das gesamte Individuum dar. Alles, was an sogenanntem Altruismus im reifen Gesamtindividuum später einmal vorhanden ist, ist aber potentia auch schon in der Keimzelle zugegen und es ist nicht berechtigt, ihr den Altruismus, besser gesagt die Fähigkeit der korrelativen Funktionsverknüpfung abzusprechen. Es erscheint mir also richtiger und besser, die Tatsachen der korrelativen Verknüpfung der Einzelteile des Organismus zum Ganzen wie der Einzelzellen zu einer höheren Einheit genauer zu analysieren und zu versuchen, den sie bedingenden physikalisch-chemischen Gesetzen auf den Grund zu kommen, als durch ein Schlagwort diese ganze, höchst komplizierte Situation zu verschleiern.

Einen Versuch, die Einheit des Organismus, das Individuum als solches mechanistisch zu erklären, kann man in der Naegelischen Idioplasmenlehre erblicken. Nach Naegeli soll das Idioplasma als ein zusammenhängendes Netz durch den ganzen Organismus ausgespannt sein — ganz wie dies auch v. Uexküll für das Protoplasma annimmt — und dadurch sollen die unter normalen Verhältnissen schlummernden Fähigkeiten der Regeneration, der Neubildung usw. erklärt werden. Man könnte also in einem solchen Idioplasmennetz auch die materielle Grundlage für die Einheit des Organismus erblicken. Die Idioplasmenlehre ist heute ausgebaut zur Keimplasma-Theorie und trägt als solche wesentlich bei zur mechanistischen Erklärung der Einheit des Organismus.

Die wesentliche Grundlage der Einheit des Organismus erblicken wir aber in der Einheit seines Stoffwechsels.

Die Entwicklung der Eizelle zum Organismus ist nichts anderes, als die Bildung zahlreicher differenter Zellgruppen, die zusammen wieder eine Einheit darstellen, die ganz der Einheit der Eizelle entspricht. Jede spezifisch gebaute Zelle des Gesamtkörpers hat aber ihren eigenen spezifischen Stoffwechsel.

Die chemischen Substanzen, welche die Nervenzelle z. B. zu ihrer Tätigkeit braucht, diejenigen, die sie als Schlacken ihres Stoffwechsels wieder abgibt, sind wesentlich verschieden von den Substanzen, die die Muskelzelle verbraucht und abgibt. Die Stoffwechselschlacken der Nervenzelle hingegen sind wiederum für andere spezifisch gebaute Zellen des Organismus notwendiger Nährstoff und so greift der spezifische Stoffwechsel der Einzelzellen des Gesamtkörpers derartig ineinander, daß man von einem einheitlichen Plan des Gesamtstoffwechsels sprechen kann und dieser einheitliche Gesamtstoffwechsel die Grundlage der Einheit des Organismus sowohl in physiologischer wie in morphologischer Beziehung ist. Es hat also jede spezifisch gebaute Zelle ihre spezifische innere Sekretion, wenn man dieses keineswegs glückliche Wort auf diese Verhältnisse anwenden will. Die sogenannten Organe mit innerer

Sekretion verdanken ihre Existenz einem rein technischen Umstand. Es sind nämlich Organe, die aus spezifisch gebauten Zellen bestehen, die an anderen Stellen des Organismus nicht mehr vorkommen, und die ohne sofortige Vernichtung des Organismus exstirpiert werden können. Werden diese spezifischen Zellen aber aus dem Körper entfernt, so muß sich natürlich im Gesamtstoffwechsel (sowohl physiologisch wie morphologisch) nach der oben entwickelten Hypothese die Entfernung solcher spezifischer Zellen sofort geltend machen. Es erfolgt entweder eine schwere Schädigung des einheitlichen Stoffwechsels des Organismus oder sein vollkommener chemischer Zusammenbruch. Die Regulationsfähigkeit der Lebewesen zeigt sich auch hier in klarer Weise, indem nicht selten andere Zellen des Organismus langsam die Funktion der verloren gegangenen Zellen übernehmen können. Vielfach aber ist das nicht möglich und dann muß eine schwere Schädigung die Folge sein. Es ist außerordentlich bezeichnend, daß diese Folgen des Fortfalls einer spezifischen Zellgruppe aus dem Körper, wie schon die bisherige Lehre der inneren Sekretion ergibt, regelmäßig nicht nur chemischer Natur, sondern auch morphologischer Natur sind. Ich erinnere an die Folgen der Kastration, der Schilddrüsenentfernung, der Hypophysenexstirpation usw. Immer sehen wir mit den Schädigungen der Einheit des Gesamtstoffwechsels gleichzeitig Schädigungen der morphologischen Struktur des Gesamtkörpers einhergehen: ein schlagender Beweis dafür, daß die organische Formbildung direkt und unmittelbar an die chemischen Stoffumsätze des Organismus gebunden ist.

Wie erwähnt, kann man dies alles bei einer ganzen Reihe spezifischer Organsysteme nachweisen, d. h. für diejenigen spezifischen Zellen, welche im Organismus anatomisch so gelagert sind, daß sie experimentell vollkommen aus dem Körper entfernt werden können[1]). Wir wissen ja, wenn wir nur Teile der Schilddrüse entfernen, so ist der Erfolg gleich Null, indem die übrigen Zellen die spezifische Funktion leicht übernehmen. Alle Folgen der inneren Sekretion lassen sich fast regelmäßig nur dann nachweisen an den einzelnen spezifischen Organen, wenn es gelingt, die spezifisch gebauten Zellen vollständig oder nahezu vollständig aus dem Körper zu entfernen, so daß ein direkter Ersatz für dieselben zunächst nicht vorhanden ist. Es unterliegt gar keinem Zweifel, daß die Verhältnisse bei allen spezifisch gebauten Zellen des

---

[1]) Vgl. Fischer, Bernh.: Frankf. Zschr. f. Pathol. Bd. 17, S. 241 ff. 1914.

übrigen Körpers ganz genau ebenso liegen. Wäre es uns möglich, sämtliche quergestreiften Muskelfasern des Körpers durch eine Operation aus dem Organismus zu entfernen, ohne das Leben sofort zu zerstören, so würden hier wohl mindestens ebenso schwere, wenn auch ganz andere Störungen des Stoffwechsels und der Formbildung resultieren, wie nach der Enfernung sämtlicher Schilddrüsenzellen des Körpers. Dasselbe gilt von den Bindegewebszellen, von den Nervenzellen, kurz von sämtlichen anatomisch spezifisch gebauten Zellen des Gesamtkörpers. Ja es gibt Anhaltspunkte genug, die darauf hinweisen, daß nicht allein die anatomisch heute differenzierbaren Elementarorganismen des Körpers eine eigene spezifische chemische Zusammensetzung und einen eigenen spezifischen Stoffwechsel haben, sondern es ist möglich, daß auch unter den anatomisch in ihrem spezifischen Bau anscheinend, d. h. für unsere heutige Methodik gleich konstruierten Zellen noch Unterschiede des Stoffwechsels vorhanden sind.

Das Wesentliche des Ganzen liegt aber darin, daß dieser spezifische Stoffwechsel der spezifischen Einzelzellen des Organismus zu einem harmonischen Ganzen zusammengreift. Man könnte mit Driesch reden von einer chemischen Harmonie des Organismus. Aber es scheint keineswegs notwendig, irgendein höheres psychisches Agens hierfür anzunehmen, die Einheit der chemischen Vorgänge des Organismus kann einfach bedingt sein durch die spezifische Struktur des organischen Eiweißkomplexes, der für jede spezifische Art verschieden ist.

Wenn der Stoffwechsel des Gesamtorganismus eine Einheit darstellt, so ist diese Einheit durch Arbeitsteilung geschaffen. Ist die chemische Theorie der Formbildung ferner richtig, so muß jeder idioform differenzierten Zelle des Gesamtkörpers ein ganz besonderer idioformer Stoffwechsel entsprechen. Jede idioform, spezifisch differenzierte Zelle muß also auch einen spezifischen Stoffwechsel haben und dieser spezifische Stoffwechsel muß einen Platz im Stoffwechsel des Gesamtorganismus besitzen, d. h. also der Fortfall irgendeiner spezifisch differenzierten Zellart aus dem Körper, ja nur eines Teiles von solchen muß Störungen des Gesamtorganismus hervorrufen, er muß sich im gesamten Organismus geltend machen und das ist in der Tat so. Diese Tatsache wird uns am klarsten vor Augen geführt eben durch die Lehre von der inneren Sekretion, die nur den einen Fehler hat, daß sie besondere Organe mit innerer Sekretion von anderen Organen unterscheidet, daß sie also zu einseitig ausgelegt worden ist. Wenn auch immer mehr sich die

Erkenntnis Bahn bricht, daß „eigentlich" jede Zelle eine innere Sekretion hat, so wird dies doch noch in keiner Weise hinreichend betont und vielfach sogar direkt angenommen, daß bei zahlreichen Zellen des Organismus die innere Sekretion für den Stoffwechsel und den Gesamtkörper ganz gleichgültig sei. Es erfolgt deshalb jedes Jahr eine neue Entdeckung, daß irgendeine Zellart des Körpers eine innere Sekretion besäße, so z. B. die Herzmuskelzelle oder die Nierenzelle, um nur einige Entdeckungen dieser Art aus neuerer Zeit zu nennen.

Der Organismus des Wirbeltieres enthält eine außerordentlich große Anzahl idioform differenzierter Zellarten. Nur wenige dieser differenzierten Zellarten sind im Körper so verteilt, daß sie vollständig aus demselben entfernt werden können, ohne das Leben zu gefährden. Sobald wir aber eine spezifisch idioform differenzierte Zellart vollkommen aus dem Körper entfernen, muß nach dem oben Gesagten die Einheit des Stoffwechsels gestört sein und es müssen Folgeerscheinungen eintreten. Alle idioform differenzierten Zellen des Organismus haben also eine innere Sekretion und zwar eine spezifische innere Sekretion, nicht etwa eine Sekretion, die man sich einfach in der Aufnahme von Nahrungsbestandteilen und Ausscheidung von Kohlensäure, Wasser, Salzen usw. vorstellen darf, sondern wir müssen sagen, jede Zelle des Organismus nimmt nur die ihrer idioformen Differenzierung entsprechenden spezifischen Produkte aus dem Saftstrom auf und gibt ebenfalls nur die ihrer spezifisch idioformen Differenzierung entsprechenden Produkte an den Blutstrom wieder ab. Dabei bearbeitet die eine Zellart die Produkte einer anderen Zellart in so spezifischer Weise, daß der gesamte Stoffwechsel des Körpers schließlich eine Einheit bildet.

Dieses Zusammenwirken der einzelnen Teile zur Einheit des Stoffwechsels bedingt also die Einheit des Organismus und zwar, wie hier besonders hervorgehoben werden muß auch in morphogenetischer Beziehung. Ich schließe mich deshalb Roux[1]) vollkommen an, wenn er sagt: „Wir haben bei allen regenerationsfähigen Organismen, soweit als die Regenerationswechselwirkungen der Teile gehen, neben den funktionellen Wechselbeziehungen der Teile noch gestaltliche Wechselwirkungen der Teile untereinander als möglich anzunehmen." Und diese letzteren führe ich wieder im wesentlichen auf chemische Stoffwechselwirkungen zurück.

---

[1]) Roux, W.: Spezifikation der Furchungszellen, Post- und Regeneration. Biol. Zentralbl. Bd. 13, S. 662. 1893.

Eine weitere Folge der hier vertretenen Anschauung ist natürlicherweise die Annahme, daß die Keimzelle, die Eizelle selbst außerhalb des Kreises dieser Stoffwechseleinheit des Organismus steht. Es muß also, wenn unsere Anschauung richtig ist, sämtlichen Zellen der Keimbahn eine ganz besondere Stellung im Körper zukommen, nicht nur in bezug auf den Valenzgehalt dieser Zellen, sondern auch in bezug auf ihren Stoffwechsel und das ist in der Tat der Fall. Die Beobachtungen von Miescher haben in sehr eindrucksvoller Weise die bevorzugte Sonderstellung der Geschlechtsorgane im Stoffwechsel bei den Süßwasserlachsen nachgewiesen und auch H. Gerhartz hat gezeigt, daß den Geschlechtsorganen eine „exzeptionelle Stellung im inneren Stoffwechsel" zukommt.

Nach dem Gesagten muß ferner die Individualität des befruchteten Eies in chemischer und morphologischer Hinsicht identisch sein mit derjenigen des erwachsenen Organismus.

Die chemischen Beziehungen der einzelnen Teile des Organismus sind bisher als physiologische Korrelationen einer eingehenden Würdigung unterzogen worden. Man hat darin zweckmäßige Beziehungen der Organe des Körpers zueinander gesehen, Beziehungen, die auch von großer Wichtigkeit für das Leben sind. Aber man hat m. E. nicht beachtet, daß diese physiologischen Korrelationen der Organe die Grundlage und Ursache der Einheit des Organismus überhaupt sind.

Die hier vertretene chemische Theorie der Formbildung führt aber noch zu weiteren Schlüssen. Wenn wir die gesamte Reihe der organischen Bildungen überschauen, so sehen wir trotz aller und zahlreicher spezifischer Unterschiede doch immer wieder Grundlinien der Entwicklung in den verschiedenen Tierklassen auch in der Morphologie wiederkehren. Die Bedeutung der Gastrulation, der Keimblätterbildung erstreckt sich fast auf das ganze Tierreich, bei den höheren Tieren sehen wir fast jedes Individuum aus denselben Organen aufgebaut. Immer kehren uns die typischen Bildungen im Laufe der ontogenetischen Entwicklung wieder und wenn auch die Leberzelle eines Menschen von der einer Maus spezifisch verschieden und differenziert ist, so sind doch trotz aller spezifischen Unterschiede auch wieder gleiche Grundlinien der Organzellform und des Organstoffwechsels nachzuweisen. Ist die von uns vertretene Auffassung richtig und die gesamte Formbildung nur der Ausdruck der spezifischen chemischen Struktur, der spezifischen Stoffwechselvorgänge, so müssen diesen Grundlinien der Formbildungsvorgänge bei den Organismen in derselben Weise Grundlinien der chemischen Stoffwechselvorgänge entsprechen und das ist in der Tat so. Auch die Stoffwechselvorgänge des Körpers zeigen in den großen Klassen des Tierreichs, ja im ganzen Tierreich immer wiederkehrende gemeinsame Grundlinien. Es ergibt sich daraus aber die Fragestellung, ob es nicht möglich ist im Experiment, also beim Tier die Formbildungsvorgänge direkt zu beeinflussen und zwar durch die spezifischen Stoffe des Organstoffwechsels eventuell auch anderer Tiere. Da derartige Untersuchungen technisch nicht so leicht an den höher entwickelten Tieren auszuführen sind, so werden sie wohl in erster Linie bei solchen Tieren Erfolg haben, deren embryonale Entwicklung direkt der Beobachtung zugänglich ist. Eine Reihe von Arbeiten der letzten Jahre hat diese Voraussetzungen voll bestätigt. Gudernatsch[1]) hat als erster 1912 in einer Reihe von experimentellen Untersuchungen gerade durch Stoffe der sogenannten inneren Sekretion das Wachstum und die Differenzierung der Kaulquappen wesentlich beeinflussen können. Er verfütterte Thyreoidea, Thymus, Nebenniere, Hoden, Eierstock, Hypophyse, Leber, Muskel usw. an Kaulquappen von Rana temporaria und esculenta. Jede Fütterung übte einen anderen Einfluß auf das Wachstum und auf die Differenzierung der Tiere aus. Schilddrüsennahrung z. B. verursachte eine rapide Körperdifferenzierung, die zu einer vorzeitigen Metamorphose führte, wobei aber jedes Weiterwachsen aufhörte. Thymusnahrung wirkte gerade entgegengesetzt: in den ersten Tagen erfolgte ein schnelles Wachstum, die Metamorphose wurde aber immer weiter hinausgeschoben oder gänzlich unterdrückt. Heute liegen eine ganze Anzahl von Bestätigungen dieser Versuche vor, sie alle zeigen dasselbe: Beeinflussung der Formbildungsvorgänge durch die spezifischen chemischen Stoffe der Organtätigkeit. Nie sehen wir bei anderen chemischen Körpern einen so tiefen Einfluß auf die spezifischen Formbildungsvorgänge als bei den Produkten der inneren Sekretion, den von Roux sogenannten Inkreten. Sie könnte man wirklich als die „formativen Reize" ansprechen. Einen sehr schönen Beweis hierfür kennen wir seit kurzem aus dem Embryonalleben: Das geschlechtlich abnorme Kuhkalb bei Zwillingsgeburten von Kälbern ist durch das männliche Sexualhormon mißbildet. Keller, Tandler und Lillie haben nämlich gezeigt, daß hier die beiden Zwillinge durch eine Blutgefäß-

---

[1]) Gudernatsch, J. F.: Feeding Experiments an Tadpoles. Arch. f. Entwicklungsmech. Bd. 35, S. 481. 1912.

anastomose verbunden sind, so daß das gleiche Blut beide durchspült. In dem männlichen Fötus entwickelt sich aber der Hoden früher als der Eierstock des weiblichen Fötus. Und dadurch gerät der weibliche Fötus schon ganz früh unter den Einfluß der männlichen Hormone, der Eierstock differenziert sich nicht weiter, und alle sekundären Geschlechtscharaktere, die noch nicht ausdifferenziert sind, entwickeln sich in männlicher Richtung.

In der Pathologie sind die Störungen der inneren Sekretion stets zugleich Störungen der Formbildung und Differenzierung der Körpers: Hochwuchs, Zwergwuchs, Dystrophia adiposogenitalis, Akromegalie, Idiotie, Kretinismus und andere Formen — alle sind auf Störungen der inneren Sekretion der Keimdrüsen, der Hypophyse, der Schilddrüse usw. zurückzuführen.

Wir sehen denn auch, daß gerade Einflüsse auf den spezifischen Stoffwechsel der Eizelle, daß also chemische Einwirkungen auf die Eizelle am stärksten die Formbildungsvorgänge des Körpers beeinflussen, und wenn sie in die sensible Periode der Keimzellen fallen, sogar zu erblichen Formänderungen, zu Artmutationen führen können. Durch Injektion von verschiedenen Salzen und Methylenblau in den Fruchtknoten von Pflanzen (Penstemon Wrightii) hat Mac Dougal acht neue Formen erhalten. Chemische bzw. Stoffwechseleinflüsse auf die Eizelle sind es auch, durch die Tower seine bekannten Mutationen am Colorado-Käfer erhielt. Ähnliche erbliche Veränderungen konnten Sumner und Przibram an Ratten und Mäusen durch Beschleunigung des gesamten Stoffwechsels (höhere Temperatur) erzielen. Und Przibram 1920 schließt aus allem, daß Veränderungen des Organismus durch äußere Einflüsse dann erblich sein können, wenn sie den Chemismus des Körpers verändern!

Immer wieder hat es sich bei den modernen Vererbungsstudien gezeigt, daß nur solche äußeren Einflüsse auf Form und Keimplasma der Nachkommen wirken, die den spezifischen Chemismus, den spezifischen Stoffwechsel der Keimzellen beeinflussen und dazu sind in erster Linie die spezifischen Inkrete, die Hormone imstande. Dasselbe sehen wir auch in der menschlichen Pathologie. Gerade schwere Störungen des spezifischen Körperstoffwechsels, der Hormonbildung haben schwere Folgen für die Nachkommen. Bircher hat schon 1883 gezeigt, daß Eltern mit Kropf (Störung der Schilddrüsentätigkeit) besonders oft taubstumme, kretinische und idiotische Kinder zur Welt bringen.

Die vorgetragene Anschauung läßt sich auf sämtliche Stadien der Entwicklung der Organismen ausdehnen und daraus folgt natürlich, daß die fundamentalen Vorgänge des Stoffwechsels auch in allen Stadien der Entwicklung grundsätzlich gleich, ja daß sie selbst im Ei vor der Entwicklung bereits im wesentlichen präformiert sind. Wir haben demnach nachzuweisen, daß auch die Stoffwechselvorgänge des Gesamtorganismus, daß der Organismus auch in chemischer Beziehung bereits in der Eizelle präformiert ist. Nach der vorgetragenen Anschauung über die Bedeutung des spezifischen Stoffwechsels und der spezifisch differenzierten Zellen müßte auch dann nach Teilverlusten eine funktionelle Hypertrophie eines Organs eintreten, wenn es noch nicht funktioniert, vorausgesetzt, daß seine Zellen schon wesentlich an dem Gesamtstoffwechsel des Organismus beteiligt sind. Ribbert hat gezeigt (Naturforscher-Versammlung, Heidelberg, 1889), daß auch nach Entfernung noch nicht funktionierender Organe (Hoden, Ovarien, Mamma) im Jugendstadium das entsprechende zweite Organ kompensatorische Hypertrophie zeigt. Dieses Verhalten des Organismus kann nicht durch Selektion erworben sein, denn der Verlust eines solchen einzelnen Organes kommt durch Krankheit in der vorfunktionellen Periode außerordentlich selten und im übrigen eigentlich nur durch eine tadellos ausgeführte experimentelle Operation zustande. Die Hypertrophie kann aber auch nicht durch funktionelle Anpassung erklärt werden, denn das Organ funktioniert zur Zeit der Hypertrophie überhaupt noch nicht.

Schon in frühester embryonaler Entwicklung ist die Entwicklung in dem Sinne epigenetisch, daß jeder Einzelteil unter dem Einfluß des Ganzen steht und die Lage im ganzen die Richtung seiner Entwicklung und Differenzierung maßgebend bestimmt, falls die Entwicklungspotenzen in ihm überhaupt vorhanden sind. Das haben besonders eindeutig die experimentellen Untersuchungen von H. Spemann und seiner Schule gezeigt. Wenn man bei Eiern von *Triton taeniatus* zu Beginn der Gastrulation Teile der präsumptiven Medullarplatte mit einem Teil der späteren Epidermis durch Transplantation vertauscht, so wird aus der Medullaranlage Epidermis, aus der präsumptiven Epidermis Medullaranlage. In einem etwas späteren Stadium hat der Versuch das entgegengesetzte Ergebnis, aber so viel ist sicher, daß im Stadium der Bildung der Anlagen der Einfluß der Teile aufeinander ausschlaggebend ist. Auch J. Bauer hat nachgewiesen, daß Korrelationen der Zellen schon bei den ersten Furchungen nachzuweisen sind.

Es ist also ein tatsächlicher Irrtum, wenn v. Uexküll behauptet, daß im Embryonalleben der Organismus aus lauter selbständigen genetischen Bausteinen besteht, die „wohl räumlich aneinanderstoßen, aber nicht den mindesten Einfluß aufeinander ausüben".

Auch die Serumreaktionen beweisen, daß das Plasma der Eizelle schon als chemische Substanz identisch ist mit dem Plasma des erwachsenen Organismus. Wir schließen also: die chemische Individualität der befruchteten Eizelle ist identisch mit derjenigen des reifen Individuums.

Die primäre und so außerordentlich merkwürdig anmutende Regulationsfähigkeit der organischen Substanz und die Einheit des Körpers sind also durch diese Einheit des Stoffwechsels des Organismus bedingt. Wenn wir spezifisch differenzierte Zellen des Organismus aus demselben vollkommen entfernen, so sehen wir bei den hochdifferenzierten Organismen schwere Störungen des Chemismus und der Formbildung auftreten, oft sogar den Tod sehr bald folgen. Die Folgen einer derartigen Entfernung spezifischer Zellen müssen aber je nach dem Grade der Differenzierung, je nach dem Grade der Verteilung des spezifischen Stoffwechsels des Gesamtorganismus auf Zellgruppen bei der embryonalen Entwicklung sehr verschiedene sein. Je höher ein Organismus nach der Komplikation seines Körperbaues steht, je weiter die Arbeitsteilung auf seine Einzelzellen bei ihm vorgeschritten ist, desto höher ist auch seine spezifische Differenzierung, er ist reich an zahllosen spezifischen reizbaren, erregbaren Mechanismen, die alle voneinander verschieden sind. Nun ist es aber eine Regel, daß mit der weiter fortschreitenden Differenzierung der Einzelteile die Regulationsfähigkeit immer mehr eingeschränkt wird. v. Kupffer sagt[1]): „Je höher ein Organismus nach der Komplikation seines Körperbaues steht, desto reicher erweist sich derselbe an irritablen, maschinenartig wirkenden Einrichtungen, desto mehr wird aber andererseits die vielseitige Exzitabilität seiner Energiden gehemmt." Es ergibt sich also daraus, je höher die Komplikation eines Organismus in bezug auf seinen Körperbau, in bezug auf die Arbeitsteilung, auf spezifische Zellen, desto schwerer müssen die Folgen der Entfernung einer spezifischen Zellgruppe aus dem Körper sein. Andererseits werden die

---

[1]) v. Kupffer, C.: Über Energiden u. paraplastische Bildungen. Rektoratsrede. München 1898.

Regenerationen, die nach derartigen Entfernungen eintreten, durch die Bedürfnisse des Gesamtstoffwechsels geregelt. So haben wir für diese Tatsachen eine mechanistische Erklärung und Grundlage dafür, daß die nach Substanzverlusten eintretenden Regenerationen zunächst nur verständlich sind mit Rücksicht auf die Einheit des Organismus. Sie werden diktiert durch die Bedürfnisse des Gesamtstoffwechsels. Ist die Anpassungsfähigkeit der übrig gebliebenen Zellen nicht groß genug, um Ersatz für die verloren gegangenen zu schaffen, so treten Störungen des Gesamtstoffwechsels ein. Die Regeneration, die sich dann vollzieht, steht unter dem direkten Einfluß des Gesamtorganismus, weil die Art und die Hochgradigkeit der Störung der gesamten Stoffwechselvorgänge den spezifischen Reiz für die Neubildungsvorgänge und Umdifferenzierungen abgibt. Hierdurch haben wir aber nicht nur eine Vorstellung von dem Prinzip der Einheit des Organismus gewonnen, sondern auch eine mechanistische Erklärung dafür, daß die Gesamtheit des Organismus bestimmenden und maßgebenden Einfluß nicht nur auf die Art der Regeneration, sondern auch auf ihre Quantität hat.

Derjenige, dem die hier vorgetragenen Fragen nicht neu sind, wird sofort bemerken, daß die hier vorgetragene Anschauung enge Beziehungen zu der Theorie der sogenannten „organbildenden Stoffe" hat. In der Tat steht sie ihr nahe und die Tatsachen, die zur Begründung dieser Theorie angeführt worden sind, bilden auch eine gute Unterlage der hier vorgetragenen Anschauung. Vor vielen Jahren hat bereits der bekannte Botaniker Sachs wohl als erster diese Lehre der organbildenden Stoffe begründet und verfochten. Sachs spricht direkt die Meinung aus, daß die Form einer Pflanze oder eines Teiles derselben vollkommen bestimmt wird durch diejenigen Substanzen, aus denen sie sich zusammensetzt, daß also die Form eines Organismus nur der Ausdruck seiner chemischen Konstitution ist. Er nimmt an, daß in der Pflanze für die wesentlich verschiedenen Teile des Pflanzenkörpers auch wesentlich verschiedene spezifische organbildende Stoffe vorhanden sind und er unterscheidet deshalb blütenbildende, wurzelbildende und blätterbildende spezifisch chemische Substanzen. Jede Veränderung dieser Substanz soll auch auf die Form der betreffenden Teile einen wesentlichen Einfluß ausüben. Die Theorie der organbildenden Stoffe behauptet außerdem, daß das Vorhandensein ganz bestimmter Stoffe im Stoffwechsel des Organismus für die Entstehung, Bildung, Regeneration spezifischer Zellgruppen notwendig ist.

Sachs hat seine Annahme durch Versuche an jugendlichen Pflänzchen der Kapuzinerkresse (Tropaeolum maius) gestützt. Er zeigte, daß diese Pflänzchen nicht imstande sind, in der Dunkelheit Blüten zu entfalten, obwohl die Blütenknospen bereits angelegt waren und obwohl die Pflanze in der Dunkelheit große Sprosse treibt. Weiter wird aber die Blütenbildung auch nicht gehemmt, wenn nur der Gipfelteil des Pflänzchens verdunkelt wird und die lichten Blätter dem Lichte ausgesetzt sind. Es fehlt also den ganz ins Finstere gestellten Pflanzen nicht an organisierbarem Stoff überhaupt, sondern nur gerade an denjenigen Substanzen und Kräften, welche zur Blütenbildung spezifisch geeignet sind.

Auch die Zoologie hat eine Reihe von Tatsachen aufzuweisen, welche die Theorie der organbildenden Substanz wesentlich zu stützen geeignet sind. So hat Loeb schon die verschiedenen Polypenbildungen bei Tubularia nach Verletzungen in gleicher Weise erklärt. Es besteht hier eine zeitliche Polarität derart, daß jedesmal das vorn gelegene Schnittstück früher einen Polypen bildet als das basale Ende. Loeb hat selbst diese Beobachtung durch die Sachssche Hypothese einer Strömung des zur Polypenbildung erforderlichen Materials vom basalen zum vorderen Pole erklärt und diese Annahme dadurch gesichert, daß er eine Hemmung dieses Materialtransportes durch Anlegen einer festen Ligatur in der Mitte eines herausgeschnittenen Stammstückes herbeiführte und dadurch die gleichzeitige Ausbildung von Polypenköpfchen an beiden Polen erzwingen konnte. Auch kann man die Theorie durch direkte Beobachtung stützen, da bei Verletzungen direkt der Transport einer spezifischen rot gefärbten Substanz nach den Verletzungsstellen hin zu sehen ist.

Die Lehre von den organbildenden Substanzen hat nun eine große Bedeutung erlangt auch für die Struktur der Eizelle selbst; denn es hat sich in einer ganzen Anzahl von experimentellen Untersuchungen nicht nur grundsätzlich die Präformation der morphogenetischen Fähigkeiten in der Eizelle nachweisen lassen, sondern an einer Anzahl von Eiern geht diese Präformation sogar soweit, daß die Determinanten für gewisse Organe an umschriebenen Stellen der Eizelle genau lokalisiert sind und ihre Entfernung in der weiteren Entwicklung das Fehlen dieser Organe bedingt. So haben Driesch, Morgan, Fischel[1]) festgestellt,

---

[1]) Arch. f. Entwicklungsmech. d. Organismen Bd. 15, S. 717 ff. 1903.

daß nach Wegnahme eines bestimmten Eiteils einer Ktenophore (Beroë) die Rippen nicht gebildet werden. Crampton schnitt bei dem sich entwickelnden Ei von *Ilyanassa*, einer Schneckenart, den kernlosen Teil (sogenannten Dottersack) ab, und sah nun die normale Entwicklung der anderen embryonalen Gewebe, nur die Mesenchymbildung blieb aus. Aus diesem Experiment geht also hervor, daß die organbildende spezifische Substanz des Mesenchyms bereits im Ei an einer bestimmten Stelle des Eies lokalisiert ist. Die Experimente zeigten aber weiter, daß diese organbildende Substanz auch nicht gleichmäßig auf die folgenden Zellen bei der Furchung verteilt wird, sondern nur einzelnen Zellen zufällt. Entfernt man diesen Dottersack auf dem zweizelligen Stadium, so verläuft die Furchung so operierter Keime normal bis auf Größe und histologische Beschaffenheit einer einzigen Zelle, und die Larven sind vollständig normal ausgebildet, nur fehlt ihnen das Mesenchym. Von größter Bedeutung für uns ist eine weitere Angabe von Driesch[1]), wonach es ihm gelang, eine gewisse Protoplasmamasse des Ctenophoreneies unmittelbar vor der Furchung abzutrennen, ohne den Kern zu schädigen; wiederum entstanden Larven mit ganz bestimmten Defekten. „Die Hypothese von der morphogenetischen Bedeutung des Protoplasmas war nun bewiesen." Wir sehen also aus alledem, daß sich die Lokalisation der präformierten spezifischen organbildenden Substanzen bei manchen Organismen bereits experimentell an der Eizelle nachweisen läßt und daß sich auch die ungleiche Verteilung dieser Substanzen auf die Furchungszellen zeigen läßt. Der Streit, ob dabei eine inäquale Kernteilung eine Rolle spielt oder nicht, kann für die uns hier bewegenden Fragen ganz unentschieden sein. Für das Verständnis der spezifischen idioformen Differenzierung der Eizelle zum Organismus müssen wir die inäquale Zellteilung als logisches Postulat voraussetzen. Dabei kann es ganz gleichgültig sein, ob diese inäquale Zellteilung auf einer inäqualen Kernteilung oder auf einer inäqualen Plasmateilung beruht. Vielleicht ist beides in der Natur realisiert.

Unterscheidet man mit Przibram (1920) am Ei eine animale Hälfte (mit dem Eikern), die die dorsalen Teile des Embryos bildet, und eine vegetative Hälfte, die die ventralen Teile bildet, so läßt sich zeigen, daß es auch Organismen gibt, bei denen schon die ersten, aus dem Ei gebildeten Blastomeren nicht mehr die Fähigkeit haben, den ganzen Embryo zu bilden. In den Versuchen Przibrams war keine dieser

---

[1]) Phil. d. Org. Bd. 1, S. 66—71. 1909.

beiden Blastomeren imstande, den normalen Embryo zu liefern. Es entwickelte sich aus der animalen Blastomere ein Embryo, dem die Ventralteile, aus der vegetativen ein Embryo, dem die Dorsalteile fehlen. Beide Embryonen waren auf die Dauer nicht lebensfähig. Ganz anders verlief aber der Versuch, wenn das Ei in eine vordere und hintere Hälfte geteilt war. Wieder waren zwei Blastomeren vorhanden, von denen aber jede sowohl etwas von der dorsalen als auch von der ventralen Partie des Eies enthielt, bei normaler Entwicklung aber nur den Vorderteil bzw. Hinterteil des Tieres bildete. Trennte Przibram aber auf dem Zweizellenstadium die beiden Blastomeren vollständig voneinander, so war nun jede dieser beiden Blastomeren fähig, dorsale und ventrale Teile zu liefern und es entstanden zwei vollständige Embryonen.

Wir sehen also, bei den Teilungen der Eimasse hängt das weitere Schicksal der isolierten Blastomeren ganz davon ab, welche Eisubstanzen ihnen bei der Zellteilung zugeführt wurden. Durch verschiedene Verteilung der Eisubstanzen auf die Blastomeren erhalten wir ganz verschiedene Ergebnisse und daraus ergibt sich zwingend, „daß ein Blastomer erst dadurch zur „Anlage" eines bestimmten Körperteiles wird, daß es die dazu nötigen Substanzen enthält" (Dembowski 1919), daß es, um mit Driesch zu reden, nur auf die Lagerung der Maschinenteile ankommt. Auch Conklin hat an den Eizellen der Aszidien nachgewiesen, daß ihr Protoplasma in den verschiedenen Regionen eine verschiedene chemische Zusammensetzung besitzt und jede dieser Regionen nur ganz bestimmte Organbezirke des späteren Tieres zu bilden vermag.

Man hat trotz alledem versucht, diese Nachweise der organbildenden Substanzen in der Eizelle anders zu deuten und die sich aus ihnen ergebenden klaren Beweise der Präformationstheorie hinweg zu disputieren. Rawel z. B. vertritt epigenetische Anschauung, obgleich er selbst scharf hervorhebt, daß Kern und Protoplasma in der Eizelle in materieller und substantieller dauernder Wechselwirkung stehen und daß alle damit verknüpften Vorgänge in der Zelle genau lokalisiert seien. Er nimmt also an, daß nur die Bedingungen für die Organbildung in den Eizellen präformiert seien, kein Organ aber als solches. Dies ist, wie bereits Hansemann hervorgehoben hat, nur ein Spiel mit Worten, denn die Bedingungen sind ebensowenig von der Materie abzulösen wie die Funktionen und da wir keine genaueren Angaben über die Substanz der Determinanten machen können, so kann man natürlich auch in

den sich abspielenden Vorgängen das Wesen dieser Entwicklung erblicken, wenn man sich nur klar darüber bleibt, daß diese Vorgänge
eben durch die spezifische chemische Struktur des Plasmas und Kernes
bedingt sind. Entschiedener ist O. Hertwig gegen die Lehre von den
organbildenden Substanzen aufgetreten. Von seinem Standpunkte aus
nur folgerichtig, denn diese Lehre der organbildenden Substanzen beweist ja unseres Erachtens wenigstens in den Grundzügen die Präformationstheorie. Hertwig[1]) stützt sich vor allen Dingen auf Experimente, bei denen sich eine derartige differenzierende Verteilung
der organbildenden Substanzen, der Determinanten in der Eizelle
nicht nachweisen ließ. Er fand, daß der Zellkern, in einen beliebigen
Bruchteil des Eidotters eingeschlossen, noch imstande ist, einen vollständigen Organismus hervorzubringen und betont, daß die aus Teilstücken des Eies gezüchteten Larven mehr Organe bilden als sie —
die Richtigkeit der Spezifikation angenommen — bilden dürften.
Negative Experimente beweisen aber in dieser Richtung gar nichts.
Eine einfache Erklärung solcher Unterschiede ist schon darin gegeben,
daß der „Intimbau" der Eizellen bei den verschiedenen Arten durchaus
verschieden sein kann, was ja schon daraus hervorgeht, daß bei manchen
Arten nur die Eizelle, bei anderen noch die Blastomeren des 4-, 8- oder
16-Zellenstadiums totipotent sein, d. h. den ganzen Embryo aufbauen
können. Ein positives Experiment beweist vielmehr als hundert negative. Und daß überhaupt dieser positive Beweis erbracht werden kann,
ist um so bemerkenswerter als die Fähigkeit der Regulation eine allgemeine Fähigkeit der lebendigen Substanz ist. Diese Fähigkeit der
Regulation ist anerkanntermaßen in den frühesten Stadien der embryonalen Entwicklung am allerstärksten entwickelt. Wir sehen also, daß
bei manchen Tieren trotz dieser hochgradig ausgebildeten Regulationsfähigkeit die Spezifikation sogar schon in der Eizelle bereits derart weit
vorgeschritten ist, daß hier bei Fortnahme gewisser Teile des Eies eine
Regulation nicht mehr möglich ist und die von diesem Teile abhängigen
Organe einfach fehlen bei der weiteren Entwicklung. Das ist aber selbstverständlich nicht bei allen Organismen gleich und wir müssen annehmen, daß es zahlreiche Organismen gibt, wo die organbildenden
Substanzen nicht in der Eizelle an bestimmten Orten lokalisiert sind,
wo auch bei Fortnahme großer Teile der Eizelle die übrig bleibenden
Teile das Fehlende ergänzen können. (Postgeneration, Roux). Hier sind

---

[1]) Hertwig, O.: Allg. Biol. 2. Aufl., S. 362. 1906.

also offenbar die spezifischen Determinanten in großem Überschuß vorhanden und diffus verteilt.

Der so sehr verschiedene Intimbau der Eier bei verschiedenen Tierklassen bedingt es, daß bei manchen schon in der Eizelle die Lokalisation der organbildenden Substanzen festgelegt ist und wenn hier die Regulationsfähigkeit eine geringe ist, so werden sich auch aus den ersten Furchungszellen volle Embryonen nicht mehr entwickeln können. Bei anderen dagegen sahen wir ja, daß selbst im vielzelligen Stadium noch eine einzige Furchungszelle die Fähigkeit besitzt, den ganzen Organismus zu bilden. Mit Recht kommt Driesch[1]) zu dem Schluß: „Ganze oder partielle Entwicklung hängt also von der Fähigkeit oder Unfähigkeit der intimen polar-bilateralen Struktur des Protoplasmas zur Regulation ab. Die Fähigkeit der intimen Struktur isolierter Blastomeren, sich zu einem neuen Ganzen zu regulieren, ist in höchstem Grade entwickelt bei den Eiern aller Echinodermen, Medusen, Nemertinen, des Amphioxus, der Fische und in einer Klasse der Amphibien, den Urodelen. Diese regulative Fähigkeit ist dagegen fakultativ bei der anderen Klasse der Amphibien, den Anuren, und sie scheint nur teilweise entwickelt zu sein oder ganz zu fehlen bei den Ctenophoren, Aszidien, Anneliden und Mollusken." Wenn aber schon bei den niederen Tieren derartige Einschränkungen der Regulationsfähigkeit vorkommen, so dürfte es wahrscheinlich sein, daß bei den höher differenzierten Organismen, insbesondere bei den Wirbeltieren die Spezifikation der organbildenden Substanzen in der Eizelle und ihre Lokalisation noch fester gefügt ist.

Es ist eigentlich selbstverständlich, mag aber doch hier betont werden, daß man sich sowohl die spezifische Struktur, auf der die Präformation beruht, wie die Wirkung und Art der organbildenden Substanzen als sehr komplizierte Wirkungsweisen vorstellen muß. Wir können deshalb vollständig zustimmen, wenn Driesch sagt: „Der Keim schuf sich Ungleichheit, und diese schafft ihm eine neue. Er selbst ist Reiz und Reizeffekt in überaus verwickelter Beziehung." Aber der Grund, weshalb sich der Keim Ungleichheit schaffen kann, liegt eben in der spezifischen Struktur seiner zahlreichen Determinanten und organbildenden Substanzen. Der Nachweis dieser letzteren erleichtert die mechanistische Auffassung der Entwicklungsvorgänge. Daß zur Entwicklung noch viele bildungsauslösende Faktoren nötig sind, ist sicher und beweist nichts dagegen. Die Begriffe Präformation und

---

[1]) Phil. d. Org. Bd. I, S. 72. 1909.

Epigenese sind demnach in ihrer vollen Schärfe heute überhaupt nicht mehr ausreichend zur Erklärung der Entwicklungsvorgänge, in denen weder reine Präformation noch reine Epigenese sondern beides gemischt vorliegt. Es besteht aber weiter ein wesentlicher Unterschied zwischen auslösender und spezifischer Ursache und so ergibt sich die Aufgabe, die organbildungsauslösenden Faktoren aufzudecken, von selbst. Sie tritt aber wesentlich zurück hinter der Aufgabe, die eigentlichen Determinationsfaktoren in der Ontogenese nachzuweisen. Diese liegen in dem spezifischen Bau, in der intimen Struktur der Eizelle. Für den Vitalismus existiert dieses letztere Problem als solches nicht, er nimmt die bestimmte Ordnung dieser Faktoren einfach hin und behauptet, daß eine mechanistische Erklärung derselben unmöglich sei.

Als einen außerordentlich interessanten und schlagenden Beweis der hier vorgetragenen Anschauung von der Entwicklung der organbildenden Substanzen in der Keimzelle möchte ich noch einige Experimente über die Bastardierung von Echiniden und Crinoiden anführen. Diese Experimente, die wir Godlewski verdanken, beweisen nämlich, daß selbst ohne Zellteilung sich die organbildenden Stoffe in einer Keimzelle unter bestimmten experimentell hervorgerufenen Verhältnissen weiter entwickeln können und bei Nachholen der Zellteilung sofort ein späteres Stadium der Entwicklung zu erzeugen imstande sind. Die Furchungszellen verschmolzen miteinander, später begann die Teilung wieder und lieferte sofort die Ausbildung eines späteren Furchungsstadiums. Die zunächst eingeleitete Zellteilung hatte also die organbildenden Substanzen zur Weiterentwicklung und Differenzierung gebracht, die nachfolgende Verschmelzung der gebildeten Zellen hat hieran nichts mehr geändert. Bei der nun erneut einsetzenden Zellteilung resultierte infolgedessen bereits sofort ein späteres Entwicklungsstadium.

Dabei ist es durchaus möglich, ja nach den Spemannschen Experimenten wahrscheinlich, daß die örtliche Entwicklung, Verteilung und Proportion der organbildenden Substanzen wieder durch determinierende Einwirkung der Teile des Ganzen aufeinander, also epigenetisch zustande kommt.

Die Theorie der organbildenden Stoffe hat eine Reihe von Angriffen erbracht. Weigert[1]) bestreitet zwar nicht, daß die Existenz solcher organbildenden Stoffe möglich sei, aber er will sie nur als Bedingungen

---

[1]) Ges. Abh. Bd. I, S. 299 u. 327.

für die Realisation der an bestimmter Stelle vorhandenen latenten idioplastischen Anlagen ansehen. Er lehnt diese Annahme der organbildenden Substanzen besonders deshalb ab, weil bei höheren Tieren für die Stoffzufuhr ja nur der Blutkreislauf maßgebend und für diesen eine verschiedene Verteilung von organbildenden Stoffen ausgeschlossen sei. Diese Einwände können heute nicht mehr stichhaltig sein. Ganz besonders die Immunitätsforschung hat uns eine so ungeheure Anzahl spezifischer Substanzen aufgedeckt und uns mit so merkwürdigen Gesetzen chemischer Affinitäten im Organismus vertraut gemacht, daß die Annahme derartiger spezifischer organbildender Substanzen heutzutage keine Schwierigkeiten mehr hat. Daß sie alle durch den Blutkreislauf an die einzelnen Zellen herangebracht werden müßten, — was übrigens für die frühen Stadien der Embryogenese nicht zutrifft —, beweist nichts dagegen, denn wir wissen, daß nur diejenigen Zellen spezifische Stoffe aus diesem Kreislauf entnehmen, die eine spezifische chemische Affinität dazu haben. Dazu kommen heute alle die tieferen Einblicke, die uns das Studium der inneren Sekretion und der Hormone verschafft hat. Selbstverständlich muß das Idioplasma (im Sinne Weigerts) derjenigen Zelle, die eine regenerative Fähigkeit entfalten soll, a priori die Fähigkeit dieser Regeneration haben, aber das tut der Wirkung der spezifischen organbildenden Substanz keinen Eintrag. Die oben entwickelte Anschauung nimmt an, daß bei dem Fortfall gewisser spezifischer Zellen und größerer Zellgruppen der Gesamtstoffwechsel des Organismus in der Weise gestört ist, daß spezifische Stoffe, die von den fortgefallenen spezifischen Zellen früher aufgebracht wurden, sich jetzt in großer Menge anhäufen und dadurch direkt die schlummernden Regenerationsqualitäten anderer Zellen geweckt werden und so Qualität und Quantität des Regenerats wesentlich bestimmen. Auf diese Weise übt der Gesamtorganismus den Einfluß auf Qualität und Quantität des Regenerats aus. Fehlen den noch vorhandenen Zellen des Organismus überhaupt regenerationsfähige Idioplasmen, welche fähig sind noch eine weitere Entwicklung und Differenzierung durchzumachen, so muß natürlich trotz Vorhandensein der spezifischen Substanz die Regeneration ausbleiben, es muß eine Störung des Gesamtstoffwechsels, Krankheit die Folge sein.

Sehr entschieden hat Morgan die Theorie der organbildenden Substanz abgelehnt, weil wir angeblich weder die Existenz solcher organbildenden Stoffe nachweisen können, noch überhaupt die Gewißheit haben, daß sie die Fähigkeiten besitzen, die wir ihnen zuschreiben. Die tatsächliche Existenz dieser Stoffe ist aber durch Forschungen über die innere Sekretion hinreichend erwiesen und die ganze Lehre der Hormone von Starling u. a. beruht ja auf der Existenz solcher Stoffe. Selbstverständlich darf man sich die Wirkung derartiger Stoffe nicht so vorstellen, wie das manchmal zu geschehen scheint, daß diesen Stoffen von sich aus mystische Fähigkeiten zur Zellbildung und Regeneration überhaupt zukommen. Selbstverständlich können auch solche spezifischen organbildenden Stoffe nichts ausrichten und leisten, wenn sie nicht mit den ihnen angepaßten spezifischen Zellen, regulationsfähigen Elementarorganismen zusammentreffen.

Wir wollen annehmen, daß die vorgetragene Theorie richtig sei, daß also die morphologische und chemische Einheit des Organismus abhängig und bedingt sei durch die Einheit seines Stoffwechsels. Wir wollen uns nun auf dem Boden dieser Theorie die Folgen konstruieren, die eintreten müssen, wenn ein Teil des Organismus von demselben abgetrennt wird. Die an dem übrig bleibenden Organismus eintretenden Folgen der Regeneration usw. wurden bereits besprochen. Was wird aber aus dem abgetrennten Teile selbst werden? Diese Frage ist nicht unberechtigt, denn wir wissen, daß die einzelnen Zellen des Organismus trotz ihrer Unterordnung unter die Einheit des Organismus doch Elementarorganismen sind und so eine gewisse selbständige Lebensfähigkeit besitzen, daß ihr Stoffwechsel auch nach der Abtrennung vom Körper, vom Organismus möglich ist, ja daß sie vielfach lange Zeit überleben können, selbst dann, wenn sie nicht regenerationsfähig sind. Was wird also aus einem solch abgetrennten Teile des Organismus? Sein Stoffwechsel geht weiter, es werden nun zum normalen Ablauf seiner chemischen Funktionen ihm zahlreiche spezifische Substanzen und Organe fehlen. Der für die Art typische und spezifische Stoffwechsel ist also in dem abgetrennten Teile nicht mehr möglich, infolgedessen müssen die Zellen zugrunde gehen. Es ist auch in der Tat überall da der Fall, wo die hochdifferenzierten Organismen eine Regulationsfähigkeit überhaupt nicht mehr besitzen oder nur in sehr beschränkten und geringem Maße. Anders dagegen wird die Sache dort liegen, wo diese Zellen noch eine mehr oder weniger große Regulationsfähigkeit oder gar noch Vollkeimplasma besitzen. Wir kennen zahlreiche Metazoen-Organismen, wo die Regulations- und Regenerationsfähigkeit der einzelnen Teile so groß ist, daß aus jedem einzelnen Teil wieder ein ganzes Individuum hervorgehen kann. Besonders gilt dies für die Pflanzen. Trotz vorgeschrittener Differenzierung enthalten hier die Zellen außer ihren spezifisch differenzierten Strukturelementen noch unversehrte Idioplasmen des Eies, oder, um mit Weissmann und Roux zu reden, noch Keimplasma selbst. Wenn nun an einem solchen Teile, der von dem Organismus abgetrennt wurde, der Stoffwechsel weiterläuft, so kann er natürlich nicht mehr in der charakteristischen Weise ablaufen, die für den abgetrennten Teil als Teil des Ganzen möglich war. Es folgt ein Sistieren und Erlöschen dieser Art des Stoffwechsels, damit geht die spezifische Differenzierung der Einzelzelle verloren. Da jedoch hier noch Idioplasmen vorhanden sind, denen die Fähigkeit, den ganzen Organismus zu rekonstruieren, zukommt, so fängt nunmehr der abgetrennte Teil sozusagen wieder von vorn an. In den Idioplasmen des Eies ist ja, wie wir gesehen haben, der spezifische Gesamtstoffwechsel des Körpers bereits vertreten, die chemische Struktur, der spezifische Stoffwechsel des Eies ist identisch mit denen des erwachsenen Tieres. Und nun kann an dem abgetrennten Teile dieser Stoffwechsel sich wieder entfalten und damit zu einer Neubildung eines Gesamtorganismus Veranlassung geben. Diese Neubildung eines gesamten Tieres, einer ganzen Pflanze kann durch Regeneration der fehlenden Organe aus den Restzellen oder selbst durch Umdifferenzierung oder Rückdifferenzierung zustande kommen. Mit diesen Annahmen stimmen nun die experimentellen Tatsachen aufs Beste überein. Die Regeneration bei Verlust von Körperteilen braucht keineswegs von der Wundstelle auszugehen. Auch fern vom Wundrand kann die Restitution einsetzen (Driesch, adventive Prozesse). Vor allem kennen wir aber eine Reihe von Restitutionen, die einfach durch Umlagerung und Umdifferenzierung der ausdifferenzierten Körperzellen eintritt. Es ist dies die sogenannte Morphollaxis. Als Beispiel seien die Regenerationsprozesse bei den Enteropneusten nach C. Davydoff und bei den Nemertinen nach Nusbaum und Oxner angeführt.[1] Noch merkwürdiger verläuft die Regeneration in anderen Fällen, wo es überhaupt kaum oder gar nicht zur Zerstörung der alten Strukturen kommt, sondern nur zu einer einfachen Umordnung der Zellen des Körpers, wodurch die Regeneration beendigt ist. „Der Wasserpolyp Hydra

---

[1] Nusbaum, Jozef und Oxner, Mieczylaw: Studien über die Regeneration der Nemertinen. Arch. f. Entwicklungsmech. d. Organismen. Bd. 30, S. 125. 1910.

regeneriert aus jedem durch die ganze Dicke der Leibeswand durchgehenden Teilstück den ganzen Körper und zwar auch ohne Nahrung, also ohne Wachstum entsteht durch bloße Umordnung der vorhandenen Zellen ein kleinerer Polyp (M. Nussbaum)"[1]). „Schneiden wir" schreibt Roux[2]) „ferner zwei Hydrae, die eine etwas oberhalb der Mitte, die andere etwas unterhalb der Mitte quer durch, so schließt zunächst jedes der vier Stücke den Wundrand durch Zusammenlegen desselben und regeneriert sich dann in einem Tage ohne Nahrungsaufnahme zu einer vollkommenen, aber dem Materialverlust entsprechend kleineren Hydra."

Bei niederen Organismen können also einfach durch Umlagerungen der spezifischen Zellen Regenerationen von Teilstücken zu einem Ganzen zustande kommen. An anderen Zellen verläuft die Regeneration in der Weise, daß zunächst die typischen Strukturen der differenzierten Zellen zerstört werden und daß sogar das zerstörte Material zur Nahrung für die regenerierenden Zellen wird und dann die undifferenzierten Zellen nunmehr die in ihrem Plasma noch vorhandenen totipotenten Determinanten entwickeln können. Es muß natürlich hier eine ausgedehnte Umbildung des gesamten Organismus stattfinden. Es ist deshalb diese Form der Regeneration nur bei niederen, weniger differenzierten Organismen möglich. „Neben dem Ersatz des Fehlenden" schreibt Roux (ebenda S. 659) „findet also bei der Regeneration durch bloße Umdifferenzierung eine sehr ausgedehnte Umbildung des Organismus statt. Dies ist ein Nachteil der Methode, der um so bedeutender werden muß, je differenzierter der Organismus ist." Aber trotzdem sind diese Regenerationsprozesse für uns von Interesse und Bedeutung, denn sie sind tatsächlich nur verständlich von dem Organismus als Ganzem aus. Die Einheit des Organismus, d. h. seines Stoffwechsels, muß hier eine wesentliche Rolle bei der Auslösung dieser Regenerationsvorgänge bilden.

Diese Einheit des Organismus ist mechanistisch erklärt durch die Einheit seines Stoffwechsels, die in den Grundzügen und in allen Stadien der Entwicklung die gleiche ist und so beherrscht die Einheit des Stoffwechsels auch die ganze Morphogenese des Organismus. Bei der Pflanze spielt dabei die Reizübertragung auf anderem als direkt chemischem

---

[1]) Nußbaum, M.: Über die Teilbarkeit der lebendigen Materie. Arch. f. mikrosk. Anat. Bd. 29.

[2]) Roux, W.: Spezifikation der Furchungszellen, Post- und Regeneration. Biol. Zentralbl. Bd. 13, S. 657. 1893.

Wege nur eine sehr geringe Rolle, in der Tierwelt dagegen sehen wir, daß auch dem Zentralnervensystem in der Reizübermittlung der Stoffwechselvorgänge des Organismus eine sehr wesentliche Rolle zukommt. (Beispiel: die Doppelkopfbildung bei Regenwürmern nach Durchschneidung des Bauchmarks). Dieser maßgebende Einfluß der Gesamtheit des Organismus auf das Regenerat sei noch an einigen weiteren Beispielen kurz dargelegt. Bei den Anneliden vollzieht sich die Regeneration des Hirns nicht vom Orte der Wunde aus, sondern in einer gewissen Entfernung von der Wunde bildet sich ein neues Hirn aus dem Ektoderm (Driesch, Phil. d. Org., I. Bd., S. 226). Noch schöner zeigt sich dies bei Hydra, wo bei ungleich gerichteter Aufpropfung zweier Hydrateile aufeinander die Verwachsungsstelle wieder aufgeht und zwei neue Köpfe mit den zu ihnen gehörigen Tentakelkränzen entstehen. Ganz im Gegensatz hierzu wachsen auch zwei Kaulquappenschwänze nach den bekannten Versuchen von Born, die man miteinander vereint, zusammen, aber es tritt hier ein regenerativer Prozeß nicht ein. Diese Teile besitzen eben nicht die Determinanten zur Wiederherstellung des Gesamtorganismus. Diese Einheit des Stoffwechsels wird noch schlagender nachgewiesen durch weitere Versuche. Bardeen und Child haben gefunden, daß bei der Regeneration von Turbellarien bei Stücken, die den Pharynx enthalten, dieser zerfällt und dann kleiner neu gebildet wird und also jetzt der Größe des kleineren regenerierten Tieres entspricht. Es ist das im Prinzip ganz derselbe Vorgang wie bei der Regeneration des Kiemenkorbes von Clavellina, das unbrauchbare Material zerfällt, die bereits differenzierten Strukturen gehen zugrunde und von den jungen Generationszellen werden die neuen Teile oder ein ganzes neues Tier gebildet.

Ja es zeigt sich die äußerst merkwürdige Tatsache, daß hochkomplizierte Regenerationsprozesse ohne jedes Wachstum, ja ohne jede Nahrungsaufnahme sich vollziehen können. Alle diese Formbildungsvorgänge sind absolut unverständlich, wenn man sie nicht vom Gesichtspunkte des Organismus als eines Ganzen, als einer Einheit betrachtet und sie verlaufen so, daß zahlreiche spezifisch differenzierte Zellen zugrunde gehen, oder daß wenigstens die idioformen Differenzierungen und Strukturen der Zellen zugrunde gehen und daß nun die von diesem Ballast befreite oder noch völlig undifferenzierte Zelle kraft der innewohnenden Determinanten bzw. des Vollkeimplasmas den Neuaufbau übernimmt, indem sie sogar das Material der zugrunde gegangenen

Zellen zuweilen als Nahrung benutzt. Man hat diese Vorgänge beim Hunger und bei der Regeneration als einen Beweis für den Kampf der Teile des Organismus aufgefaßt. Wir können auch einfach feststellen, daß die idioformen Differenzierungen zugrunde gehen und die Zellen, nunmehr von den Differenzierungsstrukturen befreit, die ihnen innewohnenden Valenzen entfalten können. So haben Nusbaum und Oxner[1]) nachgewiesen, daß bei den Nemertinen im Hungerzustande der Schwund der Organe sehr ungleichmäßig verläuft. Zuerst und am stärksten werden die Zellen mehr embryonalen Charakters und geringerer Differenzierung reduziert und zwar in bezug auf Zahl und Größe. Gleichzeitig sind diese Reduktionen von regenerativen Verjüngungsprozessen in den Geweben begleitet. Nach Versuchen von Korschelt können kleine, aus der Mitte des Körpers herausgeschnittene Stücke von Regenwürmern Regenerate erzeugen, welche schließlich erheblich größer sind als das Ausgangsstück, obwohl dieses weder Mund noch After besitzt, eine Nahrungsaufnahme also völlig unmöglich ist. Ja es gibt Tiere, bei denen die Nahrungsentziehung auf die Regenerationsvorgänge keinerlei wesentlichen Einfluß hat. Nach Child[2]) kann man bei Planarien durch Entfernung des Kopfes die Teilung sogar bei Tieren induzieren, welche monatelang gehungert haben. Überhaupt ist es ein sehr einleuchtender weiterer Beweis für die Präformationslehre, daß die Nahrungszufuhr über ein gewisses Maß hinaus an den Organismen kein Wachstum hervorruft. Auch die Größe des Körpers, die Zahl der Zellfolgen sind durch die Determinanten in der Eizelle bereits festgelegt. Selbst bei durch Hunger auf $1/_{13}$ ihres früheren Volumens abgemagerten Planarien erfolgt die Regeneration gerade so gut, wenn auch langsamer, wie bei gut genährten Tieren. Bei den hochorganisierten Tieren werden die Verhältnisse dadurch komplizierter, daß eine Reihe von idioform differenzierten Zellen und Organen auch im Hungerzustande spezifisch funktionieren müssen, wenn anders das Leben erhalten bleiben soll. Es wird also hier nicht wie bei Clavellina alle idioforme Differenzierrungsstruktur zerstört, sondern die noch am kräftigsten funktionierenden Organe bleiben erhalten. Bei den Infusorien wird der Kern im Hunger so lange als möglich geschont, bei Würmern Nervenzellen und Geschlechtszellen, bei den Wirbeltieren Nervensystem und Herz, während

---

[1]) Nusbaum und Oxner: Wirkung des Hungers auf den Organismus der Nemertinen. Arch. f. Entwicklungsmech. d. Organismen. Bd. 34, S. 386. 1912.

[2]) Physiol. Isol. S. 135.

alle andere Gewebe ziemlich rasch im Hunger schwinden. Alle diese
Vorgänge sind immer wieder nur von dem Organismus als einem Ganzen
aus zu verstehen, und man hat darum diese Fähigkeit des Organismus,
diese „Tendenz", ein Ganzes zu bilden, seit Spencer mit der Regenerationsfähigkeit der Kristalle verglichen, „die, wenn sie ‚verletzt‘ werden,
doch immer ein bestimmt gebautes ganzes Gebilde aus der Mutterlauge
aufbauen. Bei den Kristallen entsteht nur Gleichartiges, wenn sie sich
‚regenerieren‘, bei den Organismen aber ganz verschiedenartiges. Diese
Unterschiede sind so bedeutend, daß der Vergleich mit den Kristallen
wohl als Bild, aber nicht als Erklärungsversuch für die Regeneration
benutzt werden kann"[1]). Gewiß stimmt dieser Vergleich in mehr als
einer Richtung nicht, aber er zeigt uns jedenfalls so viel, daß auch in
der anorganischen Natur Formbildungsvorgänge vor sich gehen, die
selbstverständlich rein mechanistischer Art sind und doch in ähnlicher
Weise die „Idee eines Ganzen" erkennen lassen. Für Driesch würde
sich auch hieraus wieder ergeben, daß primär die „Form" des Kristalls
das Bestimmende des Vorgangs, das „Ziel" der Bildung ist, für uns
folgt daraus, daß nicht die Form das Primäre, Erstrebte ist, sondern
daß die Form nur die Folge, das Ergebnis der materiellen Substanz,
der chemischen Struktur ist.

Es mögen die Regenerationsvorgänge der Kristalle schon sehr kom-
plexe Vorgänge sein, so sind sie sicherlich von einer ungeheuren Einfachheit im Verhältnis zu den Formbildungsvorgängen in der organischen
Welt, und wir haben darum auch hier keine Veranlassung, bei unserer
Unkenntnis der zugrunde liegenden chemisch-physikalischen Faktoren
an der Möglichkeit einer mechanistischen Erklärung dieser Einheit des
Organismus zu zweifeln. Es würde zu weit führen, wenn ich alle Beispiele dieser Art von Neubildung von Individuen im Tier- und Pflanzenreiche hier anführen wollte. Sie finden sich erschöpfend dargestellt und
zusammengefaßt bei Child, Physiologische Isolation. Er kommt auf
Grund seiner eigenen Beobachtungen und der in der Literatur festgelegten Tatsachen zu dem Schluß: „Im allgemeinen können wir sagen,
daß alles, was auf irgendeine Weise zu einer Schwächung der physiologischen Korrelation, der physiologischen Einheit des Organismus führt,
soweit es nicht den Tod bedingt, zur physiologischen Vielheit leitet.
Ob eine Vermehrung im gewöhnlichen Sinne, eine Wiederholung von
Teilen, eine pathologische Bildung oder nur ein Wachstumsvorgang

---

[1]) Weigert: Ges. Abh. I, S. 325.

daraus erfolgt, hängt von den Bedingungen des besonderen Falles ab.'' Aber noch viel beweisender als diese Tatsachen ist die Feststellung, daß wir bei sehr stark regulationsfähigen Organismen eine Vermehrung der Individuen schon dadurch erzwingen können, daß wir den Stoffaustausch zwischen einzelnen Teilen verhindern. Wenn man einen Ringelschnitt um einen Weidenzweig legt, so bilden sich oberhalb des Schnittes Wurzeln und unterhalb des Schnittes Sprosse aus. Die Teilung der Sprosse in zwei Individuen erfolgt offenbar dadurch, daß durch den Schnitt die in der Rinde verlaufenden Leitungsbahnen zerstört sind und so nach unserer obigen Hypothese die spezifischen Bildungsstoffe oberhalb und unterhalb des Schnittes sich ansammeln. Man kann aber denselben Erfolg erzielen (Osterhut und Loeb), wenn man eine feste Ligatur um die Mitte des Weidenzweiges legt. Wir sehen also wie die Unterbindung des Stoffaustausches bei sehr regulationsfähigen Organismen zur Zerstörung der Einheit des Stoffwechsels, damit der Einheit des Organismus und dadurch zur Teilung in zwei Individualitäten führt, wofür sich bei Child noch weitere instruktive Beispiele finden.

Sind Wesen und Fundament der morphologischen Einheit des Organismus in der Einheit seines Stoffwechsels gegeben, so ist von den Zellen der höher entwickelten Tiere dann die Eizelle die einzige einzelne Zelle, die im wesentlichen die Gesamtfunktionen des gesamten Körpers ausführen kann. Zu diesem Schluß kommt auch v. Hansemann; er schreibt[1]): ,,Die Eizelle ist dann die am wenigsten differenzierte Zelle, die allein imstande ist, alle für sie notwendigen Funktionen auszuführen.'' Wir sahen aber bereits, das die Eizelle diejenigen Substanzen und Determinanten, die die Gesamtheit des Körpers, den Gesamtstoffwechsel repräsentieren, bei vielen Arten in überreicher Zahl enthält. So allein ist es möglich, daß auch die Zellen der ersten Furchungsstadien die Gesamtdeterminanten des Körpers enthalten können. Das überreichlich vorhandene Material wird zunächst gleichmäßig auf eine Reihe von Zellen verteilt, so daß der Qualität nach jede dieser einzelnen Furchungszellen imstande ist, den ganzen Körper zu bilden und zu repräsentieren. Wie sehr die Bildung des gesamten Organismus nun von diesen in der Eizelle vorhandenen Substanzen abhängig ist, zeigt sich nun auch darin, daß sogar die Quantität dieser in der Eizelle vorhandenen Substanzen für das weitere Schicksal der ontogenetischen Entwicklung von

---

[1]) Spezifität. S. 46.

grundlegender Bedeutung ist. Es ergibt sich nämlich auffallenderweise, daß, wenn man die einzelnen Furchungskugeln isoliert und sich weiter entwickeln läßt, man jetzt nicht ein normales Individuum bei der Entwicklung enthält, sondern eine Zwergform. Das Eisplasma „ist eine für jeden Organismus konstante Größe" (Dembowski 1919). Der Organismus ist um so viel kleiner als er weniger Keimplasma mit erhalten hat. Auch bei den Versuchen von Roux bildet sich ja aus einer Viertel-Blastomere ein Viertel-Embryo, aus einer halben Blastomere ein halber usw. Es beweist dies schon die Totipotenz dieser Furchungszellen, sie bilden die Hälfte eines Embryo aber rein quantitativ, während diese Hälfte qualitativ alle Gewebe des ganzen Tieres enthält, und durch Postgeneration kann schließlich ein ganzes Individuum, allerdings in verkleinertem Maßstabe, gebildet werden.

Diese quantitative Bedeutung der in der Eizelle vorhandenen Substanzen geht aber weiter auf das klarste hervor aus den Anstichversuchen von Roux. Beim Anstechen des befruchteten Froscheies tritt noch eine normale Entwicklung ein, wenn weniger als ein Fünftel des Eiinhaltes herausläuft und der Kern dabei unverletzt bleibt.

Herlitzka zeigte experimentell, daß die Plasmamenge allein die Größe des Embryo bestimmt. Bei Durchtrennung einen *Triton*-Eies (mit einem Haar) zeigte sich, daß derjenige Teil, der mehr Eiplasma und Nahrungsdotter erhielt, immer den entsprechend größeren Embryo bildet. Die Zahl der sich bildenden Zellen hängt einfach von der Menge des zur Verfügung stehenden Materials ab. Fließen aber zwei Eier zu einem zusammen, so entsteht infolge der jetzt verdoppelten Masse von Material nunmehr ein Riesenembryo — aber auch nur dann, wenn die spezifischen chemischen Bausteine zu einer Einheit zusammenfließen „In den Ganzkeimen", schreibt Mangold auf Grund experimenteller Untersuchungen 1920, „ist eine Tendenz zur Entwicklung einer Einheit nur insofern vorhanden, als dieselben ein in sich geschlossenes Organisationszentrum besitzen. Ein von einem Keim stammendes Organisationszentrum bildet jedoch nicht unbedingt den Ausgangspunkt eines Ganzen, sondern es kann sich mit einem anderen vollständigen zum Ausgangspunkt einer Rieseneinheit kombinieren, und bescheidet sich dabei auf die Bildung einer Embryohälfte. Andererseits kann es durch Spaltung und getrennte Lagerung seiner Hälften zu einer Doppelbildung führen. In den Riesenembryonen und den dreiköpfigen haben wir Einheiten verkörpert, deren Determination durch Organisationszentren von doppelter (beim Riesenembryo), einfacher und halber Normalgröße (beide im dreiköpfigen enthalten) erfolgt ist." Ich wüßte nicht, wie man all diese Tatsachen anders erklären wollte, als durch eine chemische Theorie der Formbildung.

Wir erblicken also nach alledem die Determinationsursachen der Formbildungsvorgänge in den elementaren Stoffwechselfunktionen des Organismus, und es scheint mir fast als ob Driesch, der, wie schon erwähnt, eine chemische Theorie der Formbildung ablehnt, doch dem Gedanken selbst nicht so ganz fern steht. Er schreibt[1]): „Die eigentliche Grundlage dieser Elementarprozesse selbst liegt in den elementarsten Stoffwechselfunktionen des Organismus, soweit dieselben zur Bildung stabiler sichtbarer Produkte führen. Deswegen können diese elementaren Funktionen des Organismus passend innere Mittel der Formbildung genannt werden." Nachdem wir die Theorie der Präformation eingehend begründet haben und den äußeren Faktoren nur einen sehr geringen Einfluß auf die spezifische tierische Formbildung zuerkennen können, sie also höchstens als Realisationsfaktoren anerkennen, ergibt es sich von selbst, daß wir diesen inneren Mitteln der Formbildung, wie sie Driesch nennt, eine fundamentale Stellung bei der kausalen Analyse der Formbildungsvorgänge zuweisen müssen.

Die Einheit des Organismus aber beruht in der Einheit seiner spezifischen Stoffe, und hier verstehen wir das Wort spezifisch, wie ausdrücklich hervorgehoben sein mag, im Sinne der Artspezifität.

Unsere Anschauungen führen aber noch zu einem weiteren Schluß. Wenn nämlich die Theorie die richtige ist, so kann es eine absolute Selbstdifferenzierung nicht geben. Eine Selbstdifferenzierung in unserem Sinne wäre ein Differenzierung eines Embryonalteils ohne Beziehungen zu einem anderen Embryonalteil. Der selbstdifferenzierende Teil würde also in seinem Stoffwechsel die Einheit des für seine Art charakteristischen Stoffwechsels des Gesamtorganismus repräsentieren. Tut er dies aber dauernd, so muß sich nach den obigen Auseinandersetzungen aus einem solchen Teil immer ein vollständiger Organismus entwickeln, und wenn die Beziehungen der einzelnen selbstdifferenzierenden Teile unspezifische oder reine Lagebeziehungen sind, so werden diese Teile doch kein Ganzes bilden, in dem Sinne, wie wir die organische Individualität auffassen.

Es kann nicht scharf genug betont werden, daß der Begriff der

---

[1]) Phil. d. Org. Bd. 1, S. 90. 1909.

Selbstdifferenzierung, wie er von den Vitalisten, insbesondere v. Uexküll und Driesch angewandt wird, unhaltbar ist. Die bei der Furchung
sich bildenden Blastomeren können sich gar nicht in absoluter Unabhängigkeit voneinander entwickeln, sie haben zum mindesten Lagebeziehungen zueinander. Solange sie noch ganz unabhängig voneinander
sind, tritt keine Differenzierung ein, und eine einfache Lösung der Zell-
verbindung führt zur Entwicklung ebenso vieler Individuen, da ja alle
Zellen noch totipotent sind. Eine Entwicklung, wie sie sich v. Uexküll
vorstellt, daß jeder Teil sich ohne jeden Einfluß der anderen Teile ausdifferenziert, gibt es nicht. Zudem ist auch von seinem Schöpfer Roux
der Begriff der Selbstdifferenzierung in ganz anderer, scharfer
Weise definiert worden. Roux hat immer wieder betont, daß der
Begriff der Selbstdifferenzierung nur ein topographischer
Begriff ist, der etwas über den Sitz der spezifischen Differen-
zierungsursachen aussagt. Bei der Entwicklung treten aber hierzu
noch alle die einfachen und elektiven Auslösungen, und es ist daher klar,
daß „die abhängige Differenzierung in letzter Instanz als die
einzige Quelle wahrer Differenzierung" gelten muß und „direkt
qualitative differenzierende, sogar umdifferenzierende Wechselwirkungen von Zellen aufeinander" angenommen werden müssen
(Roux 1902). Roux schließt, daß „alle Differenzierung in letzter
Instanz auf differenzierenden Wirkungen von Teilen aufeinander beruhen muß", und die Idee des Vitalismus, daß jeder
Teil von selbst „weiß", was er zu tun hat und was er werden muß, daß
daher „die Harmonie der Konstellation" nicht mechanistisch zu erklären sei, wird durch die Tatsachen nicht gestützt.

Mit unseren Folgerungen stimmt denn auch der Schluß überein, zu
dem Child über die Selbstdifferenzierung kommt, wenn er sagt: „bei
den aus selbstdifferenzierenden Teilen bestehenden Organismen
können also sehr häufig, sogar müssen die Teile symbiotisch oder als
Parasit und Wirt, in gewissem Grade aufeinander bezogen sein."

Das trifft aber nur für die Blastomeren mancher Arten während
der ersten Teilungen zu. Eine Differenzierung hat noch gar nicht statt-
gefunden, aus jeder Blastomere kann der ganze, wenn auch infolge
relativer Armut an spezifischer Substanz verkleinerte Organismus hervorgehen. Hier erzeugt also die Furchung zunächst nur eine Vermehrung des einheitlichen totipotenten Anlagematerials. Bald aber — bei
manchen Eiern schon nach der ersten Furchung — erlischt die Totipotenz,

und die wirkliche Einheit des Organismus ist erst wiederher-
gestellt, sobald die einzelnen Teile chemisch different und
chemisch voneinander abhängig werden. Die ersten Teilungen
dienten nur der Vermehrung der spezifischen Plasmamasse (von der
Teile schon fähig sind, das Ganze zu liefern); erst dann setzte die Ausbildung der Einzelmechanismen des Gesamtstoffwechsels ein.

Das Studium der Literatur hat mir nun für diese theoretisch hier
abgeleitete Schlußfolgerung den einwandfreien experimentellen Beweis
geliefert. Alfred Fischel (1915) hat gezeigt, daß eine chemische
Beeinflussung der Gestaltungsvorgänge im Keime erst von einem bestimmten Stadium ab zu erzielen ist, daß demnach im Entwicklungsverlauf zwei Perioden zu unterscheiden sind, „von welchen sich die
zweite durch das stärkere Hervortreten chemischer Vorgänge als Diffe-
renzierungsmittel kennzeichnet. Die zeitliche Grenze zwischen diesen
beiden Perioden bildet das Stadium der Bildung des Urdarmes. Die in
diesem Stadium bereits vorhandene Beschränkung der prospektiven
Potenzen des Ekto- und Endoderms, sowie auch des Mesenchyms, beruht
u. a. auch in chemischen Differenzen dieser drei elementaren Zellarten."

Eine weitere Folge ergibt sich aber dann, wenn wir annehmen, daß
die einzelnen Teile des embryonalen Keimes im chemischen Sinne zwar
keine absolute Selbstdifferenzierung zeigen, aber die spezifischen chemischen Beziehungen zu den übrigen Teilen doch nur sehr geringfügige
sind. Dann werden die Folgen verschiedene sein, je nachdem die einzelnen Teile regulationsfähig oder regulationsunfähig sind. Sind sie
regulationsfähig, so genügt die geringste Isolierung aus dem übrigen
Verbande, um sofort eine Ganzbildung aus dem selbstdifferenzierenden
Teile hervorgehen zu lassen. Sind sie regulationsunfähig, so kann im
Gegensatz hierzu ein hoher Grad von physiologischer Isolation, wie
Child sagt, bestehen, ohne daß es zu einer Vermehrung, zu einer
Bildung mehrerer Individuen kommt. Ich führe hier nur die Schlüsse
an, die Child selbst aus seinen Beobachtungen und denen der Literatur zieht, er sagt[1]): „Für unsere jetzigen Zwecke ist das Haupt-
ergebnis aus diesen Untersuchungen über Selbstdifferenzierung
folgendes: bei engbegrenzter oder mangelnder Regulationsfähigkeit ist ein hoher Grad der physiologischen Isolation
von Teilen ohne das Vorkommen der Vermehrung möglich,
es kann also unter solchen Bedingungen die morphologische Kon-

---

[1]) Physiol. Isol. S. 54 u. 55.

tinuität zwischen beinahe vollständig physiologisch isolierten Teilen bestehen.'' Die Unterbrechung des Stoffwechselaustausches zwischen den einzelnen Teilen muß also bei regulationsfähigen Organismen nach den hier vorgetragenen Anschauungen eine Vermehrung, eine Zerlegung in mehrere Individuen zur Folge haben. Das ist denn auch tatsächlich der Fall, insbesondere bei Pflanzen kann schon allein die Größe der Pflanze bei fortschreitendem Wachstum den Stoffaustausch zwischen den einzelnen Teilen unmöglich machen, eine physiologische Isolation und damit die Auflösung der alten Individualität in mehrere Individuen zur Folge haben. Beispiele für diese Art der Vermehrung finden sich hinreichend bei Child zusammengestellt.

Daß die ,,Ganzheit der Person'', die individuelle Einheit des Organismus, untrennbar an die Einheit des Stoffwechsels, die materielle Kontinuität gebunden ist, hat in besonders schönen Versuchen Miehe (1905) durch seine Plasmolysenuntersuchungen an Meeresalgen gezeigt. ,,Dieser Autor benutzte eine Meeresalge der Gattung Cladophora, deren verzweigter Thallus allenthalben aus einzelnen, in Reihen hintereinandergesetzten Zellen besteht. Wird die Konzentration des Meerwassers allmählich bis auf 12,5% erhöht, so ziehen sich die sämtlichen Zellenkörper von den Zellmembranen zurück und gehen in die Form ellipsoider Blasen über. Es bilden nunmehr die verkleinerten Zellen kräftige Membranen aus, und wenn man einige Tage später das Objekt wiederum in normales Seewasser zurückbringt, so wächst in der Folge jede einzelne Zelle zu einem kleinen Pflänzchen aus. Miehe hat also durch seine gelungenen Plasmolysenversuche, wie er selbst klar erkennt, die dynamische Einheit der Pflanze ... durch Zerstörung des syntonischen Zustandes vollständig aufgehoben und die Totalität des Objektes auf eine Summe verbindungsloser Zellen zurückgeführt'' (Heidenhain 1923). In diesen Versuchen ist also aus der substantiellen und Stoffwechseleinheit eines Organismus durch mechanische Trennung eine Vielheit geworden. Und da in jeder Zelle die Anlagepotenzen der ganzen Pflanze vorhanden sind, so wächst jede Zelle, nachdem sie von dem Einfluß der Nachbarzellen und -korrelationen befreit ist, zu einer neuen Pflanze aus. Schöner kann die Bedeutung der Kontinuität der Substanz und des Stoffwechsels für die Einheit und Ganzheit des Organismus kaum demonstriert werden. Ebenso sehen wir, daß man zwei Blastulae von Seeigeln zum Zusammenfließen bringen kann, und daß daraus dann ein Riesenembryo hervorgeht — also überall rein materielle Vorbedingungen für die Einheit und

Ganzheit des Organismus. Dieser Begriff ist uns daher auch keine Fiktion, keine rein psychische Konstruktion.

Es versteht sich wohl von selbst, daß mit dem Begriff der Einheit des Stoffwechsels wohl die Grundlage der Einheit des Organismus erklärt werden soll, daß aber daraus allein keineswegs alle Einzelerscheinungen der Regeneration, der Anpassung usw. erklärt werden können oder sollen. Neben dem spezifischen Stoffwechsel wirken hier natürlich auch alle anderen Faktoren, Selbstregulation, funktionelle Erregung, Defektreiz usw mit.

Aber nehmen wir einmal an, daß die mechanistische Deutbarkeit der Lebensphänomene anerkannt würde, so wird besonders von der Seite des Psychismus, der in neuester Zeit seinen konsequentesten Vertreter in Rich. Koch gefunden hat, noch ein ganz anderer, viel grundsätzlicherer Einwand gemacht, nämlich der, daß auch jede Maschine nicht einfach kausal-mechanistisch zu erklären sei, denn auch sie sei ja eine Reproduktion des menschlichen Geistes. Das ist durchaus richtig. Die Entelechie dieser Maschine ist der menschliche Geist (Roux). Rich. Koch schreibt: „Ein Uhrwerk ist zwar eine mechanische Einrichtung, aber keine ungeistige, denn es ist aus Geist konstruiert, gerade so, wie es aus Geist repariert wird. Der Organismus ist sinnvoll geformt als Ganzes, über Organe, Gewebe, Zellen bis in die Unendlichkeit der Teile. Weder irgendeine Synthese noch irgendeine Analyse zeigt irgendwo etwas, das nicht aus dem Geist, das nicht rational wäre." Gerade diese Argumentation legt m. E. die Dinge uns sehr klar. Gewiß kann man sich damit begnügen, eine Maschine so zu erklären, daß man die Zwecke angibt, die diese Maschine nach der Absicht und dem Plan des Erbauers zu erfüllen hat und tatsächlich erfüllt. Bei jeder komplizierteren Maschine wird man deshalb auch leicht Teilfunktionen und Teilkonstruktionen herausfinden können, die nur von dem Zwecke des Ganzen aus, also als „ganzheitsbezogen" zu verstehen sind. Vom naturwissenschaftlichen Standpunkt aus aber sind Bau und Funktionen dieser Maschine mit der Aufdeckung der Zwecke und Ziele des Erbauers noch in keiner Weise erklärt. Es nützt uns wenig, die Zwecke und Ziele des Erbauers zu kennen, wenn wir an den Neubau einer solchen Maschine gehen wollten. Hier zeigt sich sofort, daß das Erklärungsbedürfnis des Teleologen und seine Erkenntnisansprüche äußert bescheiden sind, während die Naturwissenschaft danach fragt, durch welche mechanischen Mittel und Wege eben jenes Ziel des Erbauers der Maschine erreicht worden ist. Erst wenn wir die mechanische Konstruktion der Maschine in allen Einzelheiten aufgedeckt haben, wissen wir, warum die Maschine so und nicht anders funktioniert, und wenn diese Maschine einen Defekt hat, so hilft uns die Kenntnis der Zwecke des Erbauers gar nichts, wenn wir nicht auch die mechanistischen Grundlagen vollkommen übersehen. Niemals vollzieht sich bei einer Maschine irgendeine Funktion eines Teiles oder des Ganzen aus der Zielstrebigkeit des Erbauers oder der Maschine selbst heraus sondern immer nur nach rein physikalisch-chemischen Gesetzen.

Der Naturforscher befindet sich in derselben Lage, wie ein Konstrukteur, der das Geheimnis der maschinellen Konstruktion eines anderen Erfinders herauszubekommen sich bemüht. Die Zwecke und Ziele, die den anderen bei dem Bau der Maschine geleitet haben, sind dabei völlig bekannt und gegeben. Aufzudecken sind nur die Wege und mechanistischen „chemisch-physikalischen Spezifitätkombinationen" des Erfinders, die ihn in die Möglichkeit versetzten, sein Ziel zu erreichen. Niemals erklärt also der gedachte oder wirklich maßgebende Zweck irgendeine Funktion. Das ist bei der Maschine ganz genau so wie beim Organismus, und wäre es anders, so würden wir ja mit Leichtigkeit die herrlichsten und leistungsfähigsten Maschinen bauen können, da wir um die Aufstellung von Zwecken und Zielen wirklich nicht verlegen wären.

Ganz anders liegt natürlich die Frage, wenn sie lautet wie eigentlich diese wunderbaren „Spezifitätskombination der organischen Welt" einmal entstanden sind. Hier einen Zufall anzunehmen, erscheint mir ebenso unmöglich wie die Annahme, daß eines Tages durch Zufall ein elektrischer Motor sich bilden könnte. Eine plötzliche Entstehung der lebendigen Substanz ist, wie auch Roux schreibt, nur durch Schöpfung denkbar. Dies ist eine Sache des Glaubens, und die ganze Frage ist wohl für absehbare Zeit — so lange es nämlich nicht gelingt, niederste Lebensformen künstlich darzustellen, vielleicht also auch für immer — der naturwissenschaftlichen Forschung unzugänglich.

Nimmt man aber — beweisen läßt sich heute weder das eine noch das andere — eine ganz langsame Entstehung und Weiterentwicklung der lebendigen Substanz an, dann liegt ihre „Selbstentstehung" durchaus im Bereiche der Denkmöglichkeit, die vor allem von Roux bis ins einzelne der anzunehmenden Vorgänge klar erwiesen worden ist.

Heute aber haben wir das organische Leben als etwas Gegebenes zu nehmen und können nur sagen, daß auch in den organischen Vorgängen die Grundgesetze der Physik überall restlos Gültigkeit haben. Alle Vorgänge des Lebens, die wir überhaupt beobachten können, sind nicht die Folgen irgendeiner Teleologie, die in der Materie steckt, sondern sind einfach die Ergebnisse der physikalisch-chemischen Struktur der lebendigen Substanz. Dazu kommt, daß der Maschinenbegriff eben überhaupt schon den menschlichen Zweck begrifflich einschließt. Driesch[1]) definiert: „Maschine ist eine bestimmte Anordnung physikalischer und chemischer Konstituenten, durch deren Wirkung ein bestimmter Effekt erreicht wird, um menschlichen Zwecken zu dienen." Also ist der Maschinenbegriff in jeder Richtung zu eng, um auf den Organismus angewandt zu werden, und völlig unzureichend, um von ihm ausgehend die mechanistische Erklärbarkeit des Lebens zu widerlegen.

V. Die Psychoide als Erklärung des Lebendigen.

Da nun der Vitalismus die Unmöglichkeit mechanistischer Erklärung der Lebensvorgänge behauptet, so muß er natürlich das Organische in anderer Weise entstehen lassen. Der Annahme einer besonderen Energieform, die die physikalisch-chemischen Gesetze durchkreuzen könne, stehen so schwerwiegende Tatsachen entgegen, daß der Neo-Vitalismus diese — unmögliche — Annahme auch wirklich umgeht, oder wenigstens behauptet, sie zu umgehen. Driesch hat selbst in ausgezeichneter Weise nachgewiesen[2]), daß die Annahme einer besonderen psychischen „Energie" eine Unmöglichkeit und ganz unhaltbar ist, und wir brauchen diesem Nachweis nichts hinzuzufügen. Allerdings gehen andere Vitalisten keineswegs so weit, daß sie klar und deutlich eine psychische Energie ablehnen.

Auch die Konstruktion „nicht energetischer Systemkräfte" ist naturwissenschaftlich unhaltbar (P. Jensen 1907 gegen Reinke). Unbewußte Dominanten, System- und Richtungskräfte (Reinke), vitale Oberkräfte (Ed. v. Hartmann) sollen das Werden des Organismus leiten, ohne Kraftzentrum, ohne Arbeit zu leisten. Das Wesentliche bleibt immer das Psychoid, das bewußt zwecktätig wirken soll.

Alle diese Denkgebilde verdanken ihre Entstehung nur den großen Lücken unserer Kenntnisse und sie erregen dadurch unser denkbar größtes Mißtrauen, weil sie eben all diese Lücken so restlos und elegant,

---

[1]) Phil. d. Org. Bd. 1, S. 140; Bd. 2, S. 134. 1909.
[2]) Phil. d. Org. Bd. 2, S. 169. 1909.

möchte ich sagen, ausfüllen. Die zahlreichen Versuche von Boltz-
mann, Höfler, Mack, Lodge, Japp, u. a.[1]), solche nicht energetischen Kräfte verständlich zu machen, mögen das philosophisch-spekula-
tive Denken mancher Geister befriedigen — naturwissenschaftlich
bleibt m. E. eine Leere, die wir nicht ausfüllen können. Und wenn
v. Uexküll schreibt, daß man sich seine „übermechanische Betriebsleitung", den „inneren Zwang", der außerhalb des Gefüges steht und
nur das Gefüge hervorbringt, nicht als etwas Psychisches oder gar als
menschenähnliches Wesen, zweckbewußte Persönlichkeit vorstellen
dürfe, so leuchten seine Gründe für eine solche Ablehnung wohl ein;
aber — es bleibt dann von seinen „Impulssystemen" eben überhaupt
nichts Vorstellbares, begrifflich Klares übrig. Man mag darin mit ihm
selbst „ein Zeichen der Unbeweglichkeit unseres menschlichen Vor-
stellungsvermögens" erblicken und mit ihm annehmen, daß das gesamte
Impulssystem, „zugleich Erbauer und Betriebsleiter der Körpers",
„unserer Anschauung für immer entzogen" ist, — vielleicht haben
wir damit überhaupt schon die Grenzen menschlichen Erkenntnisver-
mögens erreicht. Wir ziehen es jedenfalls vor, dann die großen Unbekannten als solche einfach zu nennen und nicht durch eine pseudo-
exakte Nomenklatur unser Nichtwissen zu verschleiern, denn schließlich setzt auch der gesamte Vitalismus, einschließlich Driesch und
v. Uexküll, an die Stelle dieser Unbekannten nur Worte, bei denen
sich alles und nichts denken läßt und die jeder Klarlegung in Begriffen
und Vorstellung peinlichst aus dem Wege gehen.

Sehen wir uns die Folgerungen etwas näher an, die der Vitalismus
aus seiner Ablehnung des Mechanismus zieht. Es geht dabei natürlich
von denjenigen komplexen Lebensvorgängen aus, die der mechanistischen
Auffassung so große Schwierigkeiten machen, das sind also jene Erscheinungen in der organischen Welt, die gewöhnlich unter dem Namen
der „Zweckmäßigkeit" kurz zusammengefaßt werden; man kann
auch wirklich von einer Zweckmäßigkeit des Aufbaues wie der Entwicklung, der Funktionen wie der Regenerationen der Organismen
sprechen, falls wir als „Zweck" die Erhaltung, Funktion und Fortpflanzung des Organismus auffassen. Es ist, wie schon betont, daher
viel richtiger von Dauerfähigkeit zu sprechen. Eine restlos befriedigende
mechanistische Erklärung für all diese Erscheinungen wie für die Ver-

---

[1]) S. Driesch: Phil. d. Org. 2. Aufl., S. 480; v. Tschermack: Allg.
Physiol. Bd. 1, S. 49. 1916 u. a.

erbung und Embryogenese zu geben, ist bis heute, und sicher noch auf sehr lange Zeit hinaus, natürlich unmöglich. Der Vitalismus behauptet aber, daß die mechanistische Erklärung dieser Dinge undenkbar sei und faßt deshalb diese Zweckmäßigkeit als eine selbständige Kraft auf, die in erster Linie die organische Formbildung bestimme (Pauly, Reinke, France u. a.). Eine psychische Kraft „unbewußte Zweckfaktoren", „Dominanten", „Systemkräfte" oder eine „besondere teleologische Gesetzmäßigkeit" (Coßmann), sollen jeder Zelle ihren Lebensweg bestimmen und Wirkungen ausüben in der Art von Hartmanns Philolsophie des Unbewußten. E. Albrecht hat das Absurde dieses psychischen Vitalismus treffend gekennzeichnet durch den Hinweis, daß er zu der Annahme einer „übermenschlichen Intelligenz" der Zellen führe, „welche leider in den Elementarorganismen des physiologischen Subtsrates unserer Seelentätigkeit wieder verloren gegangen oder doch stark reduziert ist".

Zudem müssen wir immer wieder beachten, daß „zweckmäßig" immer eine Absicht voraussetzt, und daß wir, da wir ja von den Absichten der Natur oder ihres Schöpfers nichts wissen, diese Absichten und Zwecke einfach unterstellen, hineindichten. „Zweck", sagt Bleuler, „ist etwas Relatives, eine Beziehung auf irgendeine Absicht, einen Wunsch. Die Setzung eines Zweckes schlechthin ist sinnlos, und die Annahme eines auf den Menschen bezogenen Zweckes der Welt eine anthropozentrisch naive oder hochmütige Verkennung des Größen- und Wichtigkeitsverhältnisses Mensch zu Weltall." Aus all diesen Gründen wäre es wirklich besser, nach dem Vorgange von Roux u. a. statt Zweckmäßigkeit den nichts vorwegnehmenden Begriff der Dauerfähigkeit zu verwenden. Dann weiß man stets, worauf es ankommt, und das Problem ist klar umgrenzt. Hans Driesch erblickt unter Abweisung jeder besonderen vitalen Kraft und Energie das Wesen des Organischen im Gegensatz zum Anorganischen in der Eigengesetzlichkeit, Autonomie der Lebensvorgänge. Der Organismus ist nach Driesch „ein geschlossenes System, welches sein Ziel in sich selbst trägt", und Driesch bezeichnet dieses Eigengesetz des Organischen mit dem dem aristotelischen Wortschatz entnommenen Begriffe der „Entelechie" (etwas, was sein Ziel in sich trägt).

Trotz aller Bemühungen ist es mir nicht gelungen, mir aus den Schriften von Driesch ein klares Bild zu machen, was die Entelechie eigentlich ist. Driesch gibt mehr negative als positive Qualitäten der

Entelechie an. Sie ist keine Kraft, keine Energie, keine Ursache, ja sie soll nicht einmal dem Satze von der eindeutigen Bestimmtheit alles Geschehens in der Natur widersprechen. „Entelechie", sagt Driesch: „bestimmt das Wesen des Eies, und sie bestimmt auch das Wesen der Formbildung, welche aus ihm heraus erfolgt. Zunächst ist uns Entelechie nicht viel mehr als ein Wort, welches das Autonome, das Irreduzible alles dessen bezeichnet, was es in der Formbildung an Ordnung gibt, in dieser Generation und in der nächsten."

Es liegt also durchaus etwas Psychisches in diesem Begriffe der „Entelechie" — Driesch spricht auch von „Psychoid" —, und damit allein ist m. E. schon die Unbrauchbarkeit dieses Begriffes für die naturwissenschaftliche Forschung erwiesen. Das Metaphysische liegt außerhalb des Gebiets naturwissenschaftlicher Erkenntnismöglichkeit und — wenn die Entelechie wirklich an keinem Punkte, wie Driesch behauptet, dem fundamentalen Satze von der eindeutigen Bestimmheit alles Naturgeschehens widerspricht, so ist sie ja zum Verständnis dieses Geschehens überflüssig und kann darin der Naturwissenschaft, wie auch Morgan schreibt, gleichgültig sein. Aber die Darstellungen von Driesch entsprechen m. E. seinen eigenen Definitionen nicht.

Die einfachste Charakterisierung der Entelechie durch Driesch selbst lautet: primäres Wissen und Wollen. Wie anders als rein psychisch soll man sich dieses Wissen und besonders das Wollen vorstellen? Zudem ist das Psychische im Begriffe der Entelechie von Driesch in früheren Jahren, wie mir scheint, stärker betont worden — 1903 hat er geradezu ein System der verschiedenen Entelechien aufgestellt: „Das Objektalpsychoid ist eine andere Entelechie, wie die ist, die den Organismus aus dem Keim schuf; aber es ist eben von dieser Entelchie geschaffen worden."

Im Verlauf der Ontogenese werden also von der Urkeimentelechie aus eine Reihe anderer teils formbildender, teils bewegungsleitender Entelechien geschaffen. Alle zusammen stellen eine Art Stufenleiter dar. Alle diese Stufenleitern sind naturgemäß nur relativ; am meisten ist solches gerade die Stufenfolge der Entelechien: Das Objektalpsychoid zeigt zwar das reichste sekundäre Objektalwollen und -wissen, aber wenig primäres. Entelechien nur mit Primärfunktionen können aber oft (bei Restitutionen: Turbellaria, Planaria, usw.) eine außerordentliche biologische Bedeutung erlangen. Schon J. Müller hat gesagt, daß sie oft intelligenter erscheinen als eigentliche „Seelen". Ich kann hier keinen wesentlichen Unterschied zwischen der Entelechie, den Lebensgeistern oder den Atomseelen erblicken.

Alle Probleme des Lebendigen werden hierdurch allerdings außerordentlich vereinfacht: Für jede besondere Leistung steht ein besonderer Geist, ein für diese Leistung besonders ausgebildeter Dirigent zur Verfügung. Wir brauchen nur den „Zweck" zu kennen, der Faktor zur Erreichung des Zweckes ist dann in dem zugehörigen Sondergeist, der Spezialentelechie, der auf der Stufenleiter der Entelechien eine bestimmte Rangordnung zukommt, ohne weiteres gegeben. Später hat Driesch allerdings das Psychistische im Entelechiebegriff stark zurückgedrängt, ohne uns aber Klares über das Wesen der Entelechie zu sagen. Die Entelechie — wir können es ruhig klar aussprechen, ist auch heute nicht mehr als ein Wort, und dasselbe gilt von den Dominanten Reinkes und von den Impulssystemen und Impulsmelodien v. Uexkülls. Auch hier haben wir für jede Leistung verschiedene Impulssysteme, Wenn zur Erklärung nötig, verschwinden die genetischen Impulssysteme, „an ihre Stelle sind funktionelle Impulssysteme getreten" — ganz wie es die Redaktion verlangt.

Das für uns wichtigste Kennzeichen der Entelechie von Driesch ist m. E. das Fehlen jeder Beziehung zum Raume und das Fehlen aller quantitativen Eigenschaften. Driesch[1]) sagt selbst hierüber: „Eine Ursache ist immer nur eine Veränderung im Raume, welche eine andere Veränderung im Raume eindeutig bestimmt, deshalb ist Entelechie keine Ursache," und weiter[2]): „Die Entelechie ist unräumlich, daher ist die Frage ‚wo‘ sie ist, bedeutungslos. Die Entelechie ist das individualisierende Agens. Eben deshalb ist die Entelechie, obwohl sie individualisiert, doch selbst supraindividuell oder besser ‚suprapersonal‘, wie E. v. Hartmann bereits klar erkannt hat."

Da der Entelechie also jede Beziehung zum Raume fehlt und sie auch quantitativ nicht meßbar ist[3]): „der Entelechie fehlen alle quantitativen Kennzeichen: Entelechie ist beziehende Ordnung und ganz und gar nichts anderes", so entrückt sie sich selbst jeder naturwissenschaftlichen Fragestellung und gehört in das metaphysische Gebiet. Auch in der zweiten Auflage der Philosophie des Organischen betont Driesch

---

[1]) Phil. d. Org. Bd. 2, S. 327. 1909.

[2]) Ebenda Bd. 2, S. 329. 1909.

[3]) Ebenda S. 171.

S. 514), daß „in der Tat die Kennzeichen der Entelechie bis jetzt nur ein kompliziertes System von Negationen und wenig mehr bilden".

Diesen Definitionen von Driesch widersprechen m. E. aber andere Angaben, die er über die Entelechie macht. Er schreibt[1]): „In der Bildung oder Aktivierung von Fermenten sehen wir also hypothetisch die eigentliche fundamentale Rolle, welche die Entelechie spielt. Unsere Suspensionstheorie verbietet uns natürlich, die Entelechie als wahre Schöpferin katalytischen Materials anzusehen. Wir meinen vielmehr, daß im Organismus des wirklich gegebenen chemischen Systems eine unbeschränkte, obschon nicht strikte unendliche Variation von Fermenten möglich ist. An dieser Summe möglicher Reaktionen hat Entelechie teil, indem sie durch Suspension und Suspensionsaufhebung das Mögliche regulatorisch wirklich werden läßt."

Es ist recht bezeichnend, daß auch v. Uexküll als „materielles Substrat für die Impulse" die Fermente anspricht, „die die chemischen Prozesse einleiten." Die Entelechie soll nach Driesch keine Energie sein, und doch soll sie organisches Geschen, wo es für das Ziel des Organismus notwendig ist, „suspendieren" können. Durch dieses Suspendieren soll die „Entelechie" die zweck- und zielstrebigen Formbildungen des Organismus zustande bringen. Geschehen und Wirken in der organischen Welt können aber ohne Energieaufwand auch nicht suspendiert werden. Es bleibt also nur das „Psychoide" übrig, und das kann uns nichts erklären.

Driesch kann, trotz aller Bemühungen um das Gegenteil, seine Entelechie nur als eine psychische Kraft darstellen, so z. B. betont er, der Unterschied zwischen Baumeister und Entelechie liege darin, daß[2]) „der erste positiv, die zweite negativ bestimmt: In das unendliche Gewoge der reinen Materie setzt sie Wegverbote".

Auch v. Uexküll betont, wie erwähnt, daß die Impulssysteme nichts Psychisches sind, besser gesagt sein sollen. Trotzdem kann er von ihnen „ganz präzis aussagen, daß sie der Form nach „Imperative" sind. — Ich weiß nicht, wie man sich „Imperative" unpsychisch vorstellen soll, besonders dann, wenn diese Imperative einfach die Leitung aller Lebensvorgänge haben, denn es heißt bei v. Uexküll: „In der Zeit, die bis zum kritischen Punkt verläuft, ist allein die Bauleitung tätig. Mit der Ausbildung des Gefüges tritt die Betriebsleitung in ihre

---

[1]) Phil. d. Org. Bd. 2, S. 189.
[2]) Ebenda: 2. Aufl., S. 480. 1921.

Rechte. Sie ist räumlich gesonderten Impulssystemen übertragen, die in gegenseitiger Wechselwirkung miteinander stehen." Auch hier stutzt wieder der kritische Verstand des Mechanisten: Impulssysteme sind immateriell, haben keine Beziehung zum Raume — ganz wie die Entelechie — wie kann aber etwas, was keine Beziehung zum Raume hat, „räumlich gesondert" sein? Die Impulse sind also immateriell, aber trotzdem an die Materie, Fermente, Kernsubstanzen „verankert", sie haben keine Beziehung zum Raume, sind aber räumlich gesondert, sie sind nichts Psychisches, haben aber die Leitung aller lebendigen Bildungen und Funktionen, sind Imperative, erlassen Wegverbote, sie sollen niemals den Kausalgesetzen von Chemie und Physik widersprechen, trotzdem aber alle chemischen und physikalischen Lebensvorgänge „beherrschen" — kurz, wir sehen, Entelechien wie Impulssysteme haben alle möglichen Eigenschaften, und sie haben sie wieder nicht, je nach Bedarf, sie sind also im wahrsten Sinne des Wortes „jedem menschlichen Vorstellungsvermögen entzogen", wie v. Uexküll selbst schreibt, es bleiben also nur Worte übrig.

Dann erscheint es mir doch viel richtiger und klarer auf alle solche Worterklärungen zu verzichten und einfach mit Rich. Koch den Geist hinter alle Erscheinungen zu stellen und alle Rätsel des Lebens aus dem immateriellen Psychischen, aus der allgemeinen Beseelung der Materie zu erklären.

Gerade das aber lehnen Driesch und v. Uexküll besonders scharf ab.

Auch Driesch fühlt wohl das Mißliche seiner Definitionen und kommt darum zu sehr gewundenen Erklärungen. Er schreibt z. B.: „Noch einmal bemerken wir hier, daß mit unserer Entelechie nichts ‚Psychisches‘ im eigentlichen Sinne des Wortes eingeführt ist: Entelechie ist ein elementarer Faktor der Natur, aufgestellt zur Erklärung einer gewissen Klasse von Naturvorgängen." Alle elementaren Faktoren der Natur haben aber Beziehungen zum Raume und quantitative Eigenschaften — es bleibt also nur ein unbestimmtes, rätselhaftes, metaphysisches Etwas übrig, das uns naturwissenschaftlich nichts erklären kann — und will. Man könnte ebensogut, ja vielleicht besser sagen: unter Entelechie verstehen wir alle rätselhaften Vorgänge in der organischen Natur, für die wir bis heute den Weg zur Erklärung noch nicht sehen Und ganz dasselbe gilt von den Impulssystemen v. Uexkülls.

Man mag die Sache drehen und wenden wie man will, irgend etwas Psychisches, oder ein Psychoid, wie Driesch sagt, bleibt allen Erklärungsversuchen der Vitalisten anhaften. Roux hat deshalb mit Recht alle die so sehr verschiedenen Arten der Vitalisten unter dem Sammelbegriff der „Psychomorphologen" zusammengefaßt.

Andere Vitalisten sprechen dagegen direkt von einem psychischen Agens, einer psychischen Energieform, ganz abgesehen von Rich. Koch, für den das Geistige überhaupt ein Bestandteil der Materie ist. All diesen Versuchen, das Wesen des organischen Geschehens durch die Annahme eines psychischen Agens zu erklären, ist schon von Weigert[1]) sehr treffend entgegengehalten worden: „Wenn man aber mit diesem Ausdruck etwa metaphysisches vom körperlichen unabhängiges, bezeichnen will, wie dies, wenn ich ihn recht verstehe, Driesch in seiner Schrift „Die organischen Regulationen" zu tun scheint, so wäre das gleichbedeutend mit einem Verzicht auf eine Erklärung. Das wäre an und für sich nicht schlimm, aber bei Verwendung solcher Ausdrücke verschleiert man nur sein Nichtwissen."

VI. Die zweckwidrigen Regenerationen.

Nehmen wir aber trotzdem einmal an, die Entelechie als ein psychisches oder psychoides Etwas bestimme das organische Geschehen. Selbstverständlich ist die Entelechie als Faktor des Naturgeschehens überhaupt nur dann in der Naturwissenschaft diskutierbar, wenn sie nicht willkürlich wie ein Deus ex machina wirkt, sondern zum mindesten ein Naturgesetz darstellt, das alles organische Geschehen prinzipiell bestimmt. So will sie auch Driesch, wenn ich ihn recht verstehe, aufgefaßt wissen. Er denkt ja nicht daran, durch seine Entelechie einzelne merkwürdige organische Vorgänge zu erklären, sondern die Entelechie beherrscht nicht nur alles organische Geschehen, sondern ihre Wirkungsweise ist geradezu das Problem des Organischen — im Gegensatz zu der nur von den physikalisch-chemischen Gesetzen beherrschten anorganischen Natur.

Nach Reinke, Driesch, Wolff, Herbst und anderen ist daher die zweckmäßige Reaktionsfähigkeit eine primäre Eigenschaft der Organismen, ist sie das Gesetz des Lebens überhaupt. Wir dagegen behaupten: Die zweckmäßige Reaktionsfähigkeit im Organismus ist eine einfache Folge seiner typischen physikalisch-chemischen Konstitution. Wäre diese Annahme, daß die zweckmäßige Reaktionsfähigkeit der lebendigen Substanz eine primäre Eigenschaft der Organismen ist, richtig, so könnte

---

[1]) Ges. Abh. Bd. 1, S. 275.

diese Reaktion der lebendigen Substanz an sich niemals eine direkte Ursache abnormer, unzweckmäßiger, zerstörender, lebensfeindlicher Vorgänge sein. Oder wie v. Uexküll sich ausdrückt: „Die Zentralpotenz, die wir mit dem Wort ‚Leben‘ bezeichnen, ist ihrem Wesen nach planmäßig und völlig außerstande, etwas Planloses und Unvollkommenes hervorzubringen."

Das im Hinblick auf das in ihm liegende Ziel ordnungs- und gesetzmäßige organische Geschehen, die Zweckmäßigkeit muß also der Vitalismus — und alle Vitalisten tun es — als eine primäre unabänderliche Eigenschaft alles Lebendigen, aller Zellen annehmen. Trifft dies zu, so muß dieses Gesetz der primären Zweckmäßigkeit des organischen Geschehens, so muß die Entelechie in allem organischen Werden, in allen Lebensvorgängen vorhanden sein. Wohl könnte es bei der Annahme der Entelechie Krankheit und Tod geben, indem die Entelechie nicht ausreichte, alle Schädlichkeiten, die den Organismus treffen, zu überwinden, aber diese Annahme ist unvereinbar mit der Tatsache, daß es organisches Geschehen, Werden, Entwicklung gibt, die primär in sich und als Werden und Geschehen unzweckmäßig sind.

Gibt es echte Lebens- und vitale Ordnungsvorgänge, die als solche „ganzheitsbezogen" unzweckmäßig, ohne allen Zweifel lebensschädigend sind, so muß die „Entelechie", die primäre „Zweckmäßigkeit" als Grundlage und Grundgesetz, das allein diese wunderbaren Ordnungs- und Formbildungsvorgänge erklären könnte, fallen.

Der Beweis hierfür läßt sich m. E. einwandfrei an den zwecklosen, ja zweckwidrigen Regenerationen und aus der gesamten Pathologie führen.

Wir sehen nämlich bei der genaueren Analyse der Lebensvorgänge immer wieder, daß diejenigen Vorgänge, welche uns auf den ersten Blick als außerordentlich zweckmäßige imponieren, bei genauerem Studium das Epitheton der Zweckmäßigkeit oft nur in sehr bedingtem Umfange verdienen. Lebensvorgänge, die auf den ersten Blick eine ungeheuer wunderbare Zweckmäßigkeit zu haben scheinen, zeigen bei genauerem Studium, daß doch das organische Geschehen in zahllosen Fällen den Zweck, wenigstens den, den wir ihm allein unterschieben können, überhaupt nicht erreicht. So bildet wohl die Iris des Tritonauges nach Entfernung der Linse Linsengebilde, die aber niemals zur funktionellen Tüchtigkeit des Auges wieder beitragen, die niemals wirklich funktionieren können. Der Organismus macht hier also eine

Anstrengung im Sinne einer gewissen Zweckmäßigkeit, ohne jemals das Ziel dieses Zweckes zu erreichen, also eine Anstrengung, die unserer Auffassung nach völlig überflüssig sein muß, die Kraftvergeudung, d. h. sehr zweckwidrig ist. „Am klarsten" schreibt Weigert[1]): „zeigt sich aber die reine Kausalität der somatischen Vorgänge dann, wenn die ‚zweckmäßigen' Einrichtungen unter natürlich oder künstlich herbeigeführten Umständen zu fungieren fortfahren, wo sie ihr Ziel gar nicht erreichen können, oder selbst dann, wenn durch ihr Funktionieren dem Organismus geschadet wird." Hierfür führt Weigert eine ganze Anzahl von Beispielen aus der Insektenwelt an, wo die anscheinend so außerordentlich zweckmäßigen Instinkte der Insekten durch passende Versuchsanordnung direkt in das Gegenteil des gewollten Zweckes umgesetzt werden. Auch aus der übrigen Tierwelt und aus der Pflanzenwelt lassen sich zahlreiche Beispiele solcher direkt unzweckmäßigen Vorgänge und Reaktionsweisen der lebendigen Substanz bei geeigneten Versuchsbedingungen anführen. Ja es gibt eine ganze Anzahl von Reaktionsweisen, die durch eine ungeheure Zweckmäßigkeit imponieren und die doch zweifellos bei dem gewöhnlichen und natürlichen Ablauf der Lebensvorgänge niemals realisiert werden. Es gibt Fähigkeiten der Regeneration, die nur bei sehr komplizierten experimentellen Bedingungen und zweifellos niemals in der freien Natur erfüllt und ausgelöst werden, hier also für den Bestand des Tieres und für den Ablauf seiner Lebensvorgänge ganz gleichgültig, ja direkt zwecklos sind. Wenn die Tritoniris es fertig bringt, eine Linse zu bilden, so liegt das an ihrer mechanistischen chemisch-physikalischen Struktur und den Reizen, von denen sie getroffen wird, zweifellos aber nicht daran, daß ihr durch Selektion diese Fähigkeit sozusagen anerzogen worden ist, denn sie kann sie in der freien Natur nicht ausüben. Weigert sagt sehr richtig darüber:[2]) „Was soll nun der Triton mit dieser ‚teleologischen' Begabung anfangen? Solange Tritonen existieren, ist noch niemals einer in die Lage gekommen, seiner Linse mit Schonung der Iris verlustig zu gehen, bevor einmal einer einem so geschickten Operateur unter die Hände geriet, wie Gustav Wolff einer ist. Also für das Leben und Wohlbefinden des Tritonengeschlechts war dessen Fähigkeit, seine Linse in so eleganter Weise aus dem Irisepithel zu regenerieren, absolut gleichgültig, sie war durchaus zwecklos. Wenn

---

[1]) Ges. Abh. Bd. 1, S. 185.
[2]) Ebenda: S. 184 u. 185.

die Natur in dieser Beziehung eine wirklich zweckmäßige Einrichtung hätte treffen wollen, so hätte sie diese den Menschen verleihen müssen, denn die sind die einzigen Geschöpfe, die sich oft genug die Linse mit genügender Schonung der Iris herausnehmen lassen müssen."

Aber diese Tatsache, daß wir anscheinend zweckmäßige Reaktionsweisen in der organischen Welt auch da finden, wo ihnen überhaupt gar kein Zweck für den Organismus — nur diesen können wir ja wie gesagt anerkennen und annehmen — zukommt, könnte vielleicht noch dafür sprechen, daß eben die zweckmäßige Reaktionsweise eine primäre Eigenschaft der organischen Substanz ist. Wäre sie das, so könnten jedoch niemals die Reaktionsfähigkeit, die Ordnungsvorgänge der Organismen selbst an und für sich direkt unzweckmäßig oder gar die Ursache von Krankheiten sein. Das ist ein Punkt, der noch nicht genügend berücksichtigt wird und zu dem zweifellos die Pathologie die überzeugendsten Beispiele in großer Fülle beibringen kann.

Wenn, wie Driesch es will, alles, was wir an Ordnung in der organischen Welt sehen, durch diese primäre Zweckmäßigkeit, durch die Entelechie bestimmt wird, so wäre es zunächst vollkommen ausgeschlossen, daß echte Entwicklungsvorgänge, echte Lebensvorgänge in der wunderbaren Ordnung, die das Wesen des Organischen und nach Driesch mechanistisch unerklärbar ist, sich finden könnten bei Vorgängen, die zweifellos jede Zielstrebigkeit, jede Zweckmäßigkeit verloren haben. Und doch ist es so. Wenn wir nach dem Vorgange von Herbst Larven von Echinus in lithiumhaltigem Wasser sich entwickeln lassen, so stülpt sich ihr Entoderm, statt normalerweise nach innen, nach außen aus und die Mesenchymzellen liegen an völlig abnormen Stellen. Wir könnten es wohl verstehen nach der Theorie des Vitalismus, daß irgendein schädlicher Stoff die Entwicklung eines Keimes unmöglich macht. Dagegen ist es bei Annahme der primären Zweckmäßigkeit der organischen Vorgänge unverständlich, daß geordnete Formbildung auch dann noch möglich ist, wenn die Zwecke und Ziele des Organismus geradezu aufgelöst sind. Driesch selbst sagt hierüber: die Lithiumsalze verändern in fundamentaler Weise den ganzen Gang der Formbildung. Einige Beispiele experimentell und zwar ganz gesetzmäßig erzeugbarer Mißbildungen wurden als Beweis der Chemomorphe schon früher (S. 39) erwähnt. Wenn Gurwitsch (1896) durch Zusatz geringer Mengen von Kochsalz zum Zuchtwasser aus Froscheiern Embryonen mit Mißbildungen der Urmundgegend und des Gehirns (Anen-

zephalie), bei Bromnatrium nur Gehirnmißbildungen, bei Lithium-
chlorid nur Urmundmißbildungen, bei Koffein Spinae bifidae erhielt,
so sind diese spezifischen Formveränderungen rein mechanistisch wohl
zu verstehen; sie sind aber völlig sinnlose (da meist lebensunfähige) Bildungen im Sinne des Vitalismus. Die „zwecktätige Entelechie" ist
nicht nur überflüssig für das Verständnis der Regenerationen, sondern
direkt hinderlich dafür, wenn wir sehen wie vollkommen sinnlos, ja
zweckwidrig sie oft verläuft, indem z. B. zwei Hände oder zwei Köpfe
an Stelle des verlorenen neugebildet werden (Barfurth, Tornier,
Morgan).

Diese Bildung zweier Köpfe bei Planarien nach bestimmten Verletzungen ist nun schon seit langer Zeit bekannt und sollte vor vitalistischen Spekulationen schützen. Trotzdem wird auch dieser einfache
und überzeugende Beweis vom neueren Vitalismus hinwegdisputiert.
v. Uexküll schreibt wörtlich darüber: Schneidet man eine Planarie
von vorn beginnend bis zur Hälfte des Tieres durch, so „klaffen die
Wundränder infolge des Zuges der seitlichen Muskeln auseinander, und
jede Wundfläche regeneriert die ihr fehlende Hälfte. Das Resultat ist
eine doppelköpfige Planarie. Dieser Versuch hat in der Geschichte
der Biologie eine verhängnisvolle Rolle gespielt, weil Vulpian daraus
schloß, daß es keine Lebenskraft geben könne, da diese niemals Monstra
erzeugen würde. Vulpian konnte sich, entsprechend der damaligen
Denkungsart, eine Lebenskraft nicht anders als mit Vernunft begabt
vorstellen. . . . Wir sind vorsichtiger geworden und sprechen nur von
einer Betriebsleitung, deren Fähigkeiten wir zu erforschen suchen, und
finden sie im inneren Gleichgewicht ausgedrückt, das innerhalb seiner
ihm gesteckten Grenzen die Wiederherstellung bewirkt. Vulpians
Versuch, der um die Mitte des vorigen Jahrhunderts angestellt wurde,
wurde damals zum Totengräber des Vitalismus. Heute wissen wir,
daß er völlig in die vitalistischen Vorstellungen hineinpaßt". Ich muß
leider sagen, daß hier einfach und ausschließlich mit Worten über die
Schwierigkeiten hinweggeglitten wird und ich mich einer solchen Beweisführung nicht anschließen kann. v. Uexküll erklärt das Versuchs-
ergebnis ganz einfach und ausschließlich damit, daß er seiner „Betriebsleitung" etwas weniger Intelligenz, Vernunft zuteilt, als Vulpian
sie für die Lebenskraft annehmen wollte. Das ist der ganze Unterschied.
Das „Hineinpassen in die vitalistischen Gedankengänge" ist nur möglich,
wenn man, was allerdings vom Vitalismus öfter verlangt wird, zeitweise

alles vergißt, was vorher über die Entelechien und Impulssysteme gesagt wurde. Das ist doch das Wesen des Vitalismus, daß alle organischen Reaktionen immer und ausnahmslos von der „immateriellen Entelechie", von der „Regel der genetischen Impulssysteme" geleitet und beherrscht werden. Die „Idee des Ganzen" ist es nach Driesch, die das ganze lebendige Ordnungsgeschehen, jede Regeneration absolut beherrscht. Das genetische Impulssystem, „dessen Imperativ das Individuum seine Entstehung verdankt", beherrscht nach v. Uexküll das gesamte „Gefüge" des Organismus und all seine Bildungen, es „muß selbst als ein Subjekt angesprochen werden". Ist das alles richtig, so besitzt die „Idee" der Planarie einen Kopf und nicht zwei! Eine Regeneration, die zu solch sinnlosen Bildungen führt, kann nicht mehr von der „Idee des Ganzen", von der „Entelechie," von der „Regel des Impulssystems" beherrscht sein. Alles könnten wir hinnehmen, wenn bei einer solchen Verletzung die Planarie nichts oder fast nichts regenerieren würde, die Kraft — auch der Impulssysteme — würde eben nicht ausreichen. Sie reicht aber aus, ja mehr, wir sehen kompliziertestes „Ordnungsgeschehen", „Gefüge" am Werke und doch ist das Ergebnis sinnlos. Das widerlegt m. E. die „Entelechie", die immaterielle „Bauleitung" und ähnliche Denkgebilde. Um aber ganz klar zu sein, wollen wir einfach den Verlauf der Regeneration schildern, wie er bei dem angeführten Versuch etwa eintreten müßte, wenn die „Idee des Ganzen" wirklich jeden Lebensvorgang beherrschen würde. Die „Entelechie", das „Impulssystem" würden zunächst dafür sorgen, daß der Zug der seitlichen Muskeln aufhört (Entspannung, Erschlaffung der Muskulatur durch „Suspendieren" von Lebensvorgängen — nach Driesch eine Lieblingstätigkeit der Entelechie) und die einfache Regeneration mit Wiederherstellung des einfachen Kopfes wäre ohne weiteres gegeben. Wir sehen, wir verlangen eine Kleinigkeit von der Entelechie, etwas, was im lebendigen Geschehen alltäglich vorkommt — sie leistet es nicht, obwohl es hier für die „Idee des Ganzen" absolut notwendig wäre. Aber es gäbe noch viele Wege für die Entelechie zum Ziele bei der Planarie zu gelangen, z. B. brauchte sie überhaupt die Regeneration nur zu „suspendieren", bis sich der Wundspalt langsam geschlossen hätte — die schrumpfende Narbe bringt leicht die klaffenden Wundränder wieder aneinander usw. Alle Worte können uns nicht darüber hinweghelfen, daß die Bildung zweier Köpfe im geschilderten Versuch der Idee des Vitalismus ebenso grundsätzlich widerspricht, wie die

Entwicklung eines wohlgebildeten Kindes mit zwei Köpfen oder vier Beinen im Uterus, wie fast die ganze Mißbildungslehre überhaupt. Gerade bei den Doppelbildungen wäre ja reichlich Gelegenheit gegeben, durch Suspension lebendigen „Geschehens" nach Driesch der „Idee des Ganzen", der Entelechie, der „Bauleitung der Impulssysteme" wieder zur Herrschaft zu verhelfen, ohne die angeblich Leben überhaupt unmöglich ist.

Die zweckwidrigen Superregenerationen sind als Beweis gegen den Vitalismus, als echtes aber ateleologisches Lebensgeschehen in besonders klarer und überzeugender Weise schon von Roux 1914 (Nova Acta, Akademie) angeführt worden, ohne daß die Vitalisten bisher etwas Stichhaltiges gegen diesen Beweis anführen konnten. Wir werden aber sehen, daß die Superregenerationen nur einen winzigen Teil der tatsächlich nachweisbaren ateleologischen Lebensvorgänge darstellen.

In recht einfacher Weise hat sich E. Becher über all diese Schwierigkeiten hinweggeholfen. Er erteilt einfach der Entelechie bestimmte psychische Qualitäten und nennt die Entelechie „dumm, aber nicht intelligenzlos". Es widerspricht das durchaus zahlreichen Leistungen der Entelechie, von denen E. Albrecht, wie erwähnt, dann geradezu eine übermenschliche Intelligenz anzunehmen sich gezwungen sah. Wir sehen also, der Vitalismus gelangt zu sehr einfachen Erklärungen: bald ist die Entelechie von einer ungeheueren Intelligenz, bald ist sie recht dumm, und wenn sie gar bei ihrer Unaufmerksamkeit an falscher Stelle mehrere Köpfe oder Schwänze regeneriert oder gar ein Teratom produziert hat, so hat sie eben einfach eine besonders große Dummheit gemacht, wie das ja auch beim Menschen vorkommt. Für uns heißt das alles einfach Verzicht auf jegliche Erklärung und Gleichstellung aller Lebensvorgänge mit bestimmten menschlichen Denkgewohnheiten.

Weniges in der Natur beweist das rein Mechanistische der Lebensvorgänge so schlagend, als diese experimentell aufzeigbaren unzweckmäßigen Regenerationen. Kennt man einmal die Regenerationsmechanismen einer Tierart, so kann man alle Folgen der verschiedensten experimentellen Eingriffe geradezu berechnen. Von Zweckmäßigkeit ist bei diesen experimentell erzeugbaren Regeneraten keine Rede mehr. Diesem Gedanken hat schon Weigert[1]) Ausdruck gegeben, indem er sagt: „Die strenge Gesetzmäßigkeit, der alle die Zweckmäßigkeiten

---

[1]) Ges. Abh. Bd. 1, S. 182.

lebender Wesen unterworfen sind, geht schon daraus hervor, daß jedes Geschöpf auch in teleologischer Beziehung ganz bestimmt organisiert ist. Keinem lebenden Wesen ist es vergönnt, etwa je nach Bedarf die Art der Zweckmäßigkeit umzuändern, oder den Kreis derselben zu erweitern, und zwar auch in Fällen nicht, in denen die ganze Existenz des Organismus auf dem Spiele steht."

Es fordern eben

a) die mechanistische Theorie, daß ungewöhnliche, abnorme, auf das spezifische Keimplasma einwirkende Einflüsse unter Umständen auch da „geordnete Formbildungsvorgänge" hervorrufen, wo diese Vorgänge niemals ein organisches Ziel erreichen, also vollkommen zwecklos, ja zweckwidrig sind;

b) die vitalistischen Theorien dagegen führen zwingend zu dem Schluß, daß derartige zweck- und ziellose Formbildungsvorgänge unmöglich sind.

Die Tatsachen:

J. Loeb gelang zuerst die Bastardierung zwischen Keimzellen recht verschiedener Familien, z. B. die Befruchtung von Seeigeleiern mit Seestern- ja sogar Molluskensamen: heterogene Hybridisation. Die Kopulation der Chromosomen in der Keimzelle (kompliziertester geordneter Formbildungsvorgang!) erfolgt normal, trotzdem hat der Bastard nur mütterliche Charaktere und wir wissen heute, daß das Samenchromatin aus dem Ei wieder ausgeschieden wird und das Sperma hier nur entwicklunserregend wirkt, ähnlich wie anorganische Körper bei der künstlichen Parthenogenese, die ebenfalls J. Loeb geglückt ist.

Wenn bei Tötung einer Furchungszelle im Zweizellenstadium die überlebende einen kleineren Ganzembryo bildet, so liegt diese Tatsache durchaus im Sinne und in der Linie des Vitalismus. Wenn aber bei diesem gleichen Experiment ein Halbembryo entsteht, so ist das eine ganz zwecklose Bildung. Und zwar erreicht man das erstere, indem man die erhaltene Hälfte so dreht, daß wieder die richtige Lage der Eisubstanzen entsteht, dann bildet sich der verkleinerte Embryo. Also ist es nicht Entelechie, die hier wirkt, sondern einzig und allein die Lage, die Ordnung der materiellen Teilchen, oder wie Driesch sagen würde: die Ordnung der Maschinenteile.

Das Herauswachsen des Urdarmes bei Seeigellarven unter dem Einfluß von buttersaurem Natron (Herbst 1896) ist ein völlig zweckloser, ja zweckwidriger, zur Vernichtung führender Formbildungsvorgang, desgleichen die Superregeneration zweier Hände nach Abschneiden einer Hand beim Axolotl, zweier Köpfe bei Tubularia, eines Kopfes an Stelle eines Fußes usw. In ähnlicher Weise kann man bei Seesternen, Salamandern, Eidechsen überschüssige Arme, Extremitäten, bei Aszidien überzählige Augenflecke und Siphonen, im Tritonauge viele Linsenanlagen — die niemals funktionieren können, — hervorrufen. Bei Planaria kann man an dem intakten Tier, das Kopf und Schwanz unversehrt besitzt, also neue Organe dieser Art in keiner Weise nötig hat, an irgendeiner Stelle experimentell die Bildung eines zweiten Kopfes oder eines zweiten Schwanzes oder auch beides zugleich hervorrufen (Walter Voigt), es kommt nur darauf an, in welcher Richtung der Schnitt angelegt wird und daß er eine Zeitlang offen bleibt. Hielt Loeb bei der Seerose Cerianthus membranaceus die Wunde künstlich offen, so bildete sich — völlig zweck- und einheitswidrig — ein Mund mit Nervenring und Tentakeln. Sind, sagt Weigert (a. a. O., S. 339) an einer Wundstelle bestimmende Determinanten vorhanden, so treten diese in Wirksamkeit, auch wenn das Resultat dieser Wirksamkeit für das Leben des betreffenden Wesens absolut schädlich ist. Das ist bei gewissen Fällen von Heteromorphose der Fall. Führt man, bei der für unsere ganze Lehre so interessanten Planarie den Schnitt hinter den Augen aus, so entsteht wohl ein Regenerat (also anders wie bei dem Schnitt vor den Augen) aber das ist nicht der fehlende hintere Körperabschnitt, sondern ein zweiter Kopf, mit dem das Tier sein Leben nicht fristen kann. Hier sind eben nur die idioplastischen Determinanten für die Kopfbildung vorhanden, und so baut sich denn das Tier in vollkommen zweckwidriger heteromorphotischer Weise einen neuen Kopf, statt des ihm allein zusagenden Körpers auf. Schneiden wir „einer in der Metamorphose stehenden Kaulquappe die Schwanzspitze ab, so wird sie ersetzt. Der Organismus verschwendet also ganz überflüssig sein Material zur Ausheilung eines Gebildes, das schon dem Untergang geweiht ist". Morgan[1]), dem wir zahlreiche sehr interessante Tatsachen auf diesem Gebiete verdanken, sagt daher mit vollem Recht: „Die Regeneration erfolgt ohne teleologische Zwecke ganz blind. Eine Planarie antwortet auf einen (Regenerations-)Reiz, indem sie einen neuen Kopf macht, trotzdem sie schon einen besitzt, eine Tubularia produziert einen Hydranten auch an ihrem basalen Ende (wo eigentlich Stolonen, d. h. Wurzeln sein sollten), wenn dieses frei im

---

[1]) Regeneration. S. 207.

Wasser schwebt, eine Aktinie macht einen neuen Mund an der Seite des Körpers usw. So verfährt auch die Pars ciliaris und die pars retinalis der Tritoniris bei der Linsenregeneration. Es ist ein blindes Wirken ohne Rücksicht auf die Konsequenzen, soweit sie das Ganze betreffen. Nur das wird hervorgebracht, wofür die Bedingungen in den Zellen vorhanden sind." — Beim besten Willen kann man hier nichts von der beherrschenden „Idee des Ganzen", von Entelechie oder Melodie der Impulssysteme bemerken.

Noch ein weiteres Beispiel: Loeb[1]) hat nachgewiesen, daß der rasche Tod des unbefruchteten Seesterneies durch Oxydationsprozesse im Ei bedingt ist — eine durchaus unzweckmäßige Einrichtung, die die Entelechie durch Suspendieren der Oxydationen doch leicht verhindern könnte.

Endlich ist das ganze Heer der Heteromorphosen ein durchschlagender Beweis dafür, daß rein mechanistische Faktoren und nicht eine höhere zwecktätige Entelechie die Lebensvorgänge leiten und beherrschen. Werden doch hierbei nicht nur Organe ganz zwecklos am falschen Ort: eine Antenne an Stelle eines Auges oder an Stelle eines Vorderbeines, Haare auf Cornea oder Zunge, sondern sogar die falschen Körperpole regeneriert: ein Schwanz an Stelle eines abgeschnittenen Kopfes und umgekehrt.

Ein weiteres Beispiel ist der Atavismus: verständlich, ja logisch ableitbar aus der mechanistischen Entwicklungsauffassung, unmöglich für den Vitalismus — wird der Atavismus deshalb auch folgerichtig durch v. Uexküll überhaupt abgelehnt. Przribram hat dagegen Atavismus experimentell hervorgerufen! Wenn wir bei Krabben den dritten Kieferfuß abtrennen, so entwickelt sich bei der Regeneration zunächst ein Schreitbein, wie es bei der Stammgruppe der Krabben, dem langschwänzigen Krebs, stets vorhanden ist, und erst im Laufe weiterer Häutungen erfolgt allmählich die Umwandlung in einen typischen Kieferfuß. Ähnliches ist schon lange von der Garneele bekannt. Oft wird hierbei mehr in der phyletisch älteren Form regeneriert als vorher da war.

Und doch sind diese sehr komplizierten Regenerationsbildungen für den Organismus ganz zwecklos, er kann gar nichts damit anfangen. Die Entelechie versagt hier völlig, wogegen die mechanistische Theorie der mnemischen Erregungen diese Tatsachen unserem Verständnis

---

[1]) Loeb u. Kasteneys, Arch. f. Entwicklungsmech. Bd. 36, S. 555 u. an anderen Orten.

wesentlich näher bringen kann. Dabei ist gegenüber allen vitalistischen Vorstellungen von besonderer Bedeutung, daß, wie Semon (a. a. O. S. 330) schreibt: „die Ekphorie der alten, normalerweise nicht mehr aktivierten Dispositionen, das Einlenken in die atavistischen Bahnen, lediglich im Anschluß an die Einwirkung äußerer Reize erfolgt."

Endlich wissen wir aus neueren Arbeiten, daß die Regeneration nicht so selten besser verläuft, wenn die Verstümmelung wiederholt wird, oder daß sie nach einer schweren Verletzung besser verläuft als nach leichten — alles Tatsachen, die mit dem Wirken eines „primären Wissen und Wollen", einer übermechanischen Entelechie unvereinbar sind.

Weiterhin können wir unmöglich an der Tatsache vorübergehen, daß alle diese Zweckmäßigkeiten, zweckmäßigen Anpassungen und Regenerationen, Umdifferenzierungen usw. sich keineswegs bei allen Organismen in gleicher Stärke und Ausbildung vorfinden. Bei den niederen, differenzierten Lebewesen finden wir diese Fähigkeiten ebenso wie auf den Embryonalstadien der höheren Arten am stärksten entwickelt, obwohl auch hier wieder in sehr verschiedenem Grade. Es ist geradezu ein Gesetz, das sich an tausenden von Beispielen durch die gesamte Organismenwelt hindurch aufzeigen läßt, daß mit fortschreitender Differenzierung des Körpers die zweckmäßige Anpassungsfähigkeit und die Regenerationsfähigkeit immer mehr abnehmen und schließlich geradezu erlöschen, ein Gesetz, das sich ohne weiteres aus der mechanistischen Theorie, aus der physikalisch-chemischen Konstitution des spezifischen Plasmas ableiten läßt, das dagegen der vitalistischen Theorie direkt ins Gesicht schlägt; man müßte denn schon annehmen, daß je höher der Organismus, desto altersschwächer die Entelechie und die Impulssysteme werden. Es ist nicht einzusehen, weshalb die Entelechie die Regeneration einer Hand, eines Auges, ja eines Kopfes nur bei niederen Würmern fertig bringt, während ihr beim Menschen nicht das Geringste dieser Art gelingt. Neubildung von Bindegewebe, Nervenfasern, Knochen, Haut usw. alles bringt unter bestimmten Verhältnissen der Mensch fertig, aber nie gelingt ihm die zweckmäßige Kombination dieser Neubildungen, die Regeneration eines abgeschnittenen Fingers, Beines oder gar Auges. Es fehlt nur die nötige Entelechie! Da diese aber keine quantitative Eigenschaften besitzen, sondern eine immanente primäre Eigenschaft des Lebendigen sein soll, so ist es schlechterdings unerfindlich, warum die Entelechie des Wurmes so tausendfach viel leistungsfähiger ist als die des Menschen.

VII. Die zweckwidrigen Lebensvorgänge in der Pathologie.

Ist die mechanistische Auffassung richtig, daß das ganze Lebens- und Vererbungsproblem in der physikalisch-chemischen Struktur des Keimplasmas vollkommen enthalten ist, so muß es bei abnormer Konstitution dieses Keimplasmas (z. B. durch chemische Schädigung) auch eine Vererbung pathologischer, zweckwidriger, schädlicher Eigenschaften geben. Da wir heute wissen, daß derartige pathologische Vererbungsfaktoren an winzigen Chromatinteilchen haften, so müßte es ja der Entelechie, wäre die Zweckmäßigkeit das eigentliche Wesen der Formbildungsvorgänge, ein leichtes sein, im Laufe der Entwicklung dieses pathologischen Gen aus dem somatischen und Keimplasma zu eliminieren. Keine Rede davon! Die an zahlreichen Beispielen zu erweisende Tatsache der Vererbung pathologischer, im höchsten Grade zweckwidriger Eigenschaften ist ein weiterer schwerwiegender Beweis gegen alle vitalistischen Theorien, gegen jede Entelechie. Je nach der Konstitution des Ausgangsmaterials verläuft die Vererbung genau so zwangsläufig ohne jede Rücksicht auf Zweck- und Dauerfähigkeit, wie diese selbe Struktur des Eies auch in teleologischer Hinsicht den Organismus genau bestimmt und determiniert. All diese Dinge beweisen m. E. eindeutig, daß es eine primäre Zweckmäßigkeit der organischen Substanz und der organischen Reaktionen nicht gibt und daß die scheinbar höchst zweckmäßigen Wirkungsweisen rein mechanistisch, zwangsmäßig verlaufen und daher unter geeigneten Bedingungen in das Gegenteil umschlagen und den höchsten Grad von Unzweckmäßigkeit aufweisen können.

Nirgends aber spielen diese Unzweckmäßigkeiten eine so große Rolle wie in der Pathologie, unzweckmäßige Vererbungen nennen wir ja Vererbung von Krankheiten. Und daher darf auch gerade die Pathologie zum Problem des Vitalismus das Wort ergreifen. Aber nicht nur die Pathologie der Entwicklung und Vererbung liefert uns wichtige Beiträge zu diesem Problem, sondern auch die engere Pathologie der krankhaften Reaktionen überhaupt. Es sei daher gestattet, dies noch an einer Reihe von Beispielen zu erläutern, die, da sie aus diesem engeren Gebiet der Pathologie stammen, in der rein naturwissenschaftlichen Literatur bei der Erörterung dieser Grundfragen des Lebens oft vernachlässigt, meist völlig übergangen werden.

Nach Driesch beruht ja die Wirkungsweise der Entelechie, die Tatsache, daß sie die organischen Vorgänge zu zweck- und zielstrebigen gestaltet, darauf, daß die Entelechie organisches Geschehen suspendiert und so die Regulation der Formbildung bewirkt im Interesse des Zieles und Zweckes, den die Entelechie verfolgt: Ausbildung des gesamten Organismus und Erhaltung des Organismus im Kampfe ums Dasein.

Wäre nun aber die zweckmäßige Reaktionsfähigkeit eine primäre Eigenschaft der lebendigen Substanz, so wäre es natürlich durchaus möglich, daß gegenüber Schädlichkeiten diese Reaktionsfähigkeit nicht ausreicht, um den Organismus gegenüber jeder Schädigung zu erhalten. Es wäre aber unmöglich bei dieser Annahme, daß die Reaktion des Organismus selbst Gefahren, Schädigungen oder sogar den Tod des Organismus herbeiführt.

Hier zeigt sich nun gerade eine sehr innige Beziehung auch der engeren Pathologie zu dem Problem des Vitalismus. Die primär unzweckmäßigen Reaktionen sind ja gerade ein erheblicher Teil der gesamten Pathologie überhaupt, es sind das jene umfangreichen Gebiete der Pathologie, die den Zoologen, den Normal-Anatomen, den Embryologen meist fern liegen. Und doch sind diese Tatsachen der Pathologie m. E. von derselben Bedeutung für die Auffassung vom Wesen des Lebens wie die Tatsachen der deskriptiven oder experimentellen Anatomie und Zoologie.

Es sind Bücher geschrieben worden über die Zweckmäßigkeit der Entzündungsvorgänge. In der Tat findet sich in ihnen so viel „zweckmäßiges" wie in irgendwelchen anderen organischen Vorgängen z. B. den regenerativen Prozessen. Greifen wir eine entzündliche Reaktion, das entzündliche Ödem als Beispiel heraus, so läßt sich leicht zeigen, daß dieses nach vielen Richtungen — Behinderung der Toxinresorption, Antikörperbildung usw. — sehr „zweckmäßig" ist. Dieses selbe „zweckmäßige" entzündliche Ödem wird nun aber in manchen Fällen nicht nur unzweckmäßig, sondern kann bei höchst nebensächlichen geringen Affektionen zum Tode führen. Wenn ein sonst gesunder kräftiger junger Mensch in kürzester Zeit bei einem Tonsillenabszeß, der gar keine irgendwie bedrohlichen Erscheinungen bot, oder einer eiternden Zahnfistel an Glottisödem durch Verlegung des Kehlkopfeinganges zugrunde geht, so kann hier das entzündliche Ödem, die Reaktion des Organismus wirklich nicht als primär zweckmäßig angesehen werden. Und doch, wenn die Entelechie organisches Geschehen „suspendieren" könnte, so wäre es ihr doch ein leichtes, dieses entzündliche Ödem zu suspendieren, ja nur zeitweise aufzuhalten und so den Organismus zu retten. Die Entelechie brauchte ja nur den Ablauf der entzündlichen Reaktion des Organismus an den aryepiglottischen Falten etwas langsamerer zu gestalten; wenn er nur weniger stürmisch abliefe — wir wissen das ja von anderen Beobachtungen — so wäre schon der Organismus gerettet. Doch sehen wir nichts davon, der gesündeste kräftigste Mensch erliegt in wenigen Stunden oder noch rascher einem Glottisödem, wenn an der geeigneten Stelle sich ein akut entzündlicher Herd bildet und nicht der lebensrettende chirurgische Schnitt ausgeführt wird. Derartige deletäre Folgen des Ödems können wir auch im Gehirn, am Rückenmark usw. beobachten. Wir sehen also, daß eine an und für sich zweckmäßige Reaktionsweise des Organismus je nach Lage der Verhältnisse zu einer enorm unzweckmäßigen werden kann, also offenbar rein mechanistisch bedingt ist. Denn nach der mechanistischen Auffassung der Lebensvorgänge muß es so sein, je nach den besonderen Bedingungen des Einzelfalles muß ein solcher Vorgang, eine solche Reaktion auch einmal gänzlich zweckwidrig verlaufen.

Man sollte glauben, daß gerade das Nervensystem der Entelechie — ein Hauch von Psyche wird dem Begriff trotz aller Bemühungen von Driesch und v. Uexküll doch immer anhaften — besonders nahe stehen müßte, daß also primäre unzweckmäßige Reaktionen dieses Organsystems doch sicher nicht vorkommen dürften. Ich will auf die naheliegenden zahlreichen Tatsachen aus dem Gebiete der geistigen Reaktionen wegen ihrer ungemeinen Vieldeutigkeit und wegen der Schwierigkeit der Beziehung von Körper und Geist nicht eingehen, obwohl kaum jemand die Existenz primär recht unzweckmäßiger geistiger Reaktionen wird leugnen können. Aber beim peripheren Nervensystem liegen die Dinge klarer. Wenn wir am Herzen (auch im Tierversuch) durch einen elektrischen Strom von 110 Volt (infolge Nervenreizung) Herzkammerflimmern und dadurch den Tod hervorrufen, diesen Tod aber durch einen stärkeren Strom verhindern können, so dürfte nichts von Zweckmäßigkeit in einer solchen Reaktionsweise liegen. Die großen neueren Erfolge chirurgischer Nerven- und Ganglienexstirpationen haben uns gezeigt, daß die Ursachen schwerster, ja lebensbedrohlicher Krankheiten (Angina pectoris, Bronchialasthma, Malum perforans u. a.) einfach in zu starker Zuführung von Nervenimpulsen gegeben sind. Man sollte glauben, daß nichts leichter wäre für die Entelechie, als Nervenimpulse zu „suspendieren".

Ein noch schlagenderes, geradezu überraschendes Beispiel der primären Unzweckmäßigkeit vieler Reaktionen des Organismus bietet uns die Lehre von der Anaphylaxie. Kaum etwas hat man als einen stärkeren Beweis der Zweckmäßigkeit der organischen Reaktionen angesehen als die Lehre von der Schutzkörperbildung, die Reaktion des Körpers auf das Eindringen fremder Eiweißstoffe.

Daß die Reaktion des Organismus auf eine solche Einverleibung fremder Eiweißkörper, die Bildung von Antikörpern als eine der wunderbarsten Zweckmäßigkeiten in der organischen Welt gilt, ist bekannt, ihre große Bedeutung für den Kampf gegen die Infektionskrankheiten unbestritten. Anstandslos verträgt jeder Organismus die Injektion selbst größerer Mengen fremden Eiweißes. Injiziere ich aber demselben Tiere etwa drei Wochen nach der ersten Injektion eine Spur von demselben Eiweiß, so geht das Tier akut im anaphylaktischen Schock zugrunde. Wäre die Reaktion des Organismus primär zweckmäßig, so wäre das natürlich undenkbar, ja wäre die Entelechie nur imstande, wie Driesch annimmt, die Fermente zu aktivieren oder zu suspendieren, so wäre hier doch grade ein für sie gegebenes Wirkungsfeld. Die Entelechie brauchte ja die Reaktion nur für wenige Minuten zu suspendieren, so wäre der Organismus gerettet, wissen wir doch aus den Untersuchungen von Friedberger u. a. daß man in diesem Versuch den anaphylaktischen Tod dadurch leicht und sicher vermeiden kann, daß man diese zweite Injektion sehr langsam macht und über einige Minuten ausdehnt.

Zu den zweckmäßigsten Vorgängen im Organismus gehört die Wundheilung. Man darf wohl ohne Übertreibung sagen, daß im ganzen Organismenreich keine abnorme Leistung vom Körper so häufig und so regelmäßig im Lebensverlauf jedes Organismus verlangt wird als die Leistung der Wundheilung. Die Organismen haben also auch im Laufe ihrer Stammesgeschichte reichlich und immer wieder Gelegenheit gehabt, diese, man könnte sagen, fast normale Funktion der Wundheilung zu üben und auszubilden. Wir sehen auch, daß tatsächlich, besonders wiederum bei den niederen Organismen, nicht nur die Fähigkeit der Regeneration, sondern auch die der Wundheilung glänzend ausgebildet ist. Keineswegs aber läßt sich zeigen, daß die Lebensvorgänge bei der Wundheilung immer und ausnahmslos den Zwecken des Organismus, der Dauerfähigkeit desselben durchaus entsprechen. Gerade beim Menschen aber zeigt sich, daß die Heilung von Wunden oder durch Krankheitsprozesse entstandenen Defekten außerordentlich häufig nicht nur unvollkommen, sondern außerordentlich zweckwidrig verläuft. Ganz besonders die Narbenbildung ist beim Menschen sehr häufig in einer ganz überraschenden Weise zweckwidrig und für die Ganzheit des Organismus schädlich, ja direkt lebensbedrohend. Ich erinnere hier nur an die furchtbaren Verstümmelungen, die durch die Narbenschrumpfung und Narbenentwicklung nach Verbrennungen auftreten. Wir sehen oft, daß der Körper die Gefahren eines Magengeschwürs zunächst gut überwindet, aber das Narbengewebe, das sich nunmehr an Stelle des Geschwürs entwickelt, führt zu einer derartigen Verdickung und Retraktion des Magenpförtners, daß dieser von Monat zu Monat enger und damit die Ernährung des Kranken immer schwieriger wird. Die akute Gefahr durch die Verätzung der Speiseröhrenschleimhaut beim Trinken von Natronlauge überwindet der Körper verhältnismäßig leicht, aber nachher wird er zum Hungertode verurteilt, weil das nach der Verätzung sich entwickelnde Narbengewebe zu derartigen Schrumpfungen führt, daß eine völlige Verlegung der Speiseröhre die Folge ist. Eine akute rheumatische Endokarditis bringt für den Gesamtorganismus keine große Gefahr mit sich. Mit der Infektion wird der Körper meist ziemlich leicht fertig, die kleinen Thromben auf den Herzklappen haben auch keine wesentliche Bedeutung, die akute Krankheit und Infektion werden überstanden. Aber nun beginnt die Heilung! Der Körper erzeugt zellreiches, wucherndes Bindegewebe, das in die Klappenthromben hineinwächst, die leblose Masse resorbiert und ersetzt — ein komplizierter geordneter Formbildungsvorgang zur Abwehr von Schädlichkeiten — und nun schrumpft dieses neugebildete Bindegewebe wie jedes Narbengewebe, ohne auch nur die leiseste Rücksicht darauf zu nehmen, daß diese Narbenbildung und Schrumpfung an den Herzklappen von den denkbar schlimmsten Folgen für den Gesamtkörper begleitet ist: das ganze Heer der schweren, nach jahrelangem Siechtum zum Tode führenden Herzklappenfehler könnte vermieden werden, wenn die Entelechie eingreifen, die Zellwucherung etwas dämpfen, „suspendieren" und die Narbenschrumpfung verhindern oder verzögern würde. Wir sehen ja oft genug, daß der Organismus auch die Fähigkeit hat, zarte, weiche, nicht schrumpfende Narben zu bilden. Aber ob er dies tut oder nicht, das hängt leider niemals von den Interessen des

Gesamtorganismus, von den Zweckmäßigkeitsgründen, von der „Ganzheitsbeziehung" ab, sondern einzig und allein von den rein mechanistischen Verhältnissen des Einzelfalles. Wir wissen, daß je nach der Art der ursächlichen Schädigung, je nach der Dauer und Heftigkeit der Erkrankung die Narbenbildung verschieden ausfällt, ohne die leiseste Rücksicht auf die Gesamtinteressen des Organismus zu nehmen. Die Art der Narbenbildung hängt einfach davon ab, ob der Defekt unter aseptischen Bedingungen zustande gekommen ist, ob er infiziert worden ist, wobei auch die Art der Infektion typische Unterschiede hervorruft, ob er durch Verbrennung, Säureverätzung, Laugenverätzung entstanden ist usw. Ausnahmslos sehen wir, daß einzig und allein diese Verhältnisse die Art der Narbenbildung bestimmen, niemals Zweckmäßigkeitsgründe des lebendigen Organismus.

Selbst ein so absolut im Vitalismus stehender Forscher wie Rich. Koch betont, daß man im Organismus „die zweckmäßigen von den unzweckmäßigen Vorgängen zu unterscheiden" hat. Man kann „alle ungewöhnlichen Vorgänge in eine Reihe bringen, an deren einem Ende die unbedingt nützlichen, an deren anderem die unbedingt schädlichen Vorgänge stehen". Daß es also primär als solche unzweckmäßige Lebensvorgänge gibt, erkennt auch Rich. Koch durch den besonderen Hinweis auf jene Influenzafälle an, wo „kräftige, blühende Menschen mehr an der reaktiven Wucht ihrer Lungenentzündung als an der Giftigkeit der Infektion zu sterben scheinen". Und wir werden uns ihm völlig anschließen, wenn er „die Zweckmäßigkeit und Unzweckmäßigkeit überhaupt wieder als ein Stück der Natur betrachtet". Wir brauchen nur hinzuzusetzen: als die zwangsläufige Folge der spezifischen Konstitution der lebendigen Substanz.

Ein ebenso scharfer wie schlagender Gegenbeweis gegen die primär zweckmäßige Reaktionsfähigkeit der organischen Substanz ist endlich das Vorkommen des malignen Tumors. Die unzweckmäßigen Reaktionsweisen des Organismus sind ebenso wie diejenigen Formbildungsvorgänge, welche der Idee der Einheit des Organismus direkt widersprechen, geeignet, den Vitalismus, die Annahme eines besonderen psychischen Agens als wesentlichen Faktors der Formbildung zu widerlegen. Unter den pathologischen Formbildungsvorgängen, welche geeignet sind, die Idee des Vitalismus ad absurdum zu führen, ist keine m. E. von so durchschlagender Überzeugungskraft wie die Geschwulstbildung, insbesondere wie der maligne Tumor. Man würde das Wesen der Geschwulstbildung, insbesondere auch das Wesen der Malignität der Geschwulstbildung ganz treffend in das Wort zusammenfassen können, es sind Zellwucherungen und Formbildungsvorgänge, die sich der Einheit des Organismus entziehen, ja die ihr direkt widersprechen. Wäre der Vitalismus richtig, so wären derartige Formbildungsvorgänge unmöglich, und zwar haben wir hier primär zweck- und zielwidrige Formbildungsvorgänge, die trotzdem eine hohe Ordnung erkennen lassen; wir haben Neubildungen und Zellbildungen von überraschender „beziehender Ordnung" und großartiger Ausdehnung, die von den Zellen des Organismus sich ableiten und trotzdem im höchsten Grade die Zweckmäßigkeit, Dauerfähigkeit des Organismus verneinen und sich auch der Idee der Einheit des Organismus in keiner Weise unterordnen. Die mechanistische Auffassung dieser Vorgänge führt gerade zu dem logischen Schluß, daß unter geeigneten Bedingungen solche Formbildungsvorgänge vorkommen müssen, für die vitalistische Auffassung der Lebensvorgänge sind sie aber m. E. eine direkte Unmöglichkeit. Ich habe schon hervorgehoben, daß der Vitalismus, die Annahme eines in die organischen Vorgänge zielstrebig eingreifenden physischen Agens, naturwissenschaftlich nur dann diskutabel ist, wenn diese Zweckmäßigkeit eine Eigenschaft der gesamten lebendigen Substanz ist. Wenn die Entelechie dagegen willkürlich in das organische Geschehen eingreifen kann, so ist sie naturwissenschaftlich überhaupt nicht diskutabel. Ist aber die primäre Zweckmäßigkeit eine Eigenschaft der lebendigen Substanz, so müßten echte Lebensvorgänge ohne Entelechie, Vorgänge, bei denen wir sie absolut ausschließen können, unmöglich sein. In Wirklichkeit sehen wir nun aber typisches organisches Geschehen, dessen primäre Unzweckmäßigkeit oder Zweckwidrigkeit über jeden Zweifel erhaben ist, und dies geht am klarsten hervor aus der Bildung der malignen Geschwulst. Hier sehen wir echte vitale Vorgänge, Zellbildungen und Zellwucherungen, die sogar vielfach noch so deutlich die Gesetze der organischen Ordnung darbieten, daß Eug. Albrecht das Wesen der Geschwulstbildung in dieser Organoidbildung erblickte, und trotzdem zweifelt niemand daran, daß das ganze organische Geschehen in jeder Geschwulstbildung ein absolut zweckwidriges ist. Würden wir in der Individualität, in dem Problem der Einheit des Organismus mit den Vitalisten einen Beweis für das Bestehen eines höheren psychischen Agens oder einer Entelechie erblicken, so könnte man die Tumorbildung sehr einfach als eine Zellwucherung ohne Entelechie erklären. Die Zellen brauchten nur die Zweck- und Zielstrebigkeit zu verlieren und die Tumorbildung wäre die notwendige Folge. Aber daß eine solche Deutung uns keinerlei naturwissenschaftliche Erklärung sein kann, liegt auf der Hand, und gerade dieses Beispiel zeigt uns, wie der Vitalismus die wissenschaftliche Forschung zu Grabe trägt. Warum sollten wir uns noch weiter um die Aufdeckung der Geschwulstgenese bemühen, wenn wir hier eine so klare Aufklärung schon in der Hand hätten. Denn daß dem wuchernden Tumor keine Ganzheitsbeziehung — in den meisten Fällen auch nicht andeutungsweise mehr — zukommt, dürfte unbestritten sein. Allerdings kann auch eine Geschwulstzelle, ich erinnere an das Beispiel der malignen Struma, noch Ganzheitsbeziehungen aufweisen, aber jede Zielstrebigkeit im Interesse des Organismus muß ihr abgesprochen werden. Die Ganzheitsbeziehung dagegen wird, wie das die mechanistische Theorie fordert, je nach den Verhältnissen bald noch in Spuren vorhanden sein, bald völlig fehlen.

Aber der Vitalismus behauptet ja, daß lebendiges Geschehen ohne Entelechie unmöglich ist, denn die zweckmäßige, zielstrebige Reaktionsweise ist eine primäre inhärente Eigenschaft aller lebendigen Substanz. Im Gegensatz dazu zeigt die Tumorbildung — zweck- und zielwidrig im höchsten Grade — das herrlichste Ordnungsgeschehen der lebendigen Substanz ganz einwandfrei. Wenn in einem Teratom des Ovariums sich Haut- und Talgdrüsen, Haarbälge, Kleinhirnwindungen, Rückenmarksanlagen ausdifferenzieren, so ist das ein derartig kompliziertes Ordnungsgeschehen der Einzelvorgänge, wie sie zielstrebiger auch in der normalen Entwicklung nicht gedacht werden können. Wenn in einem solchen Teratom sich nicht nur eine Zahnanlage, sondern alle die komplizierten Vorgänge abspielen, die zur Bildung eines wohlentwickelten Zahnes führen, so wüßte ich nicht, wo man an anderer Stelle noch charakteristischeres lebendiges Ordnungsgeschehen nachweisen könnte. Wenn sich auf dem zum Munde heraushängenden Teratom (Epignathus) eine Hand oder ein Fuß entwickelt, so kann man sich kaum zweck- und zielwidrigeres lebendiges Geschehen vorstellen. In all diesen Fällen ist ebenso wie in einem malignen Tumor, der noch die kompliziertesten Drüsenstrukturen z. B. zur Entwicklung bringt, lebendiges Ordnungsgeschehen vorhanden, dem keine Dialektik jemals eine primäre Zweck- und Zielstrebigkeit wird andichten können; man müßte denn schon, will man trotz dieser Tatsachen auf dem Boden des Vitalismus stehen bleiben, zu einer mystischen Beseelung des Weltalls, zum Psychismus zurückkehren, wie das Richard Koch getan hat, der deshalb schließlich auch die Möglichkeit der Bildung einer Geschwulst aus geistigen Ursachen annimmt: „Wie ein Herz aus seinem Geist schneller klopft so kann es auch aus seinem Geiste hypertrophisch werden, oder eine Muskelgeschwulst bilden. . . . Es ist nicht einmal ausgeschlossen, daß Geschwulstbildungen auf diesem Wege entstehen."

Immer wieder sehen wir also komplizierte organische Formbildungsvorgänge, wir sehen, um mit Driesch zu sprechen, eine höhere zielstrebige Ordnung da, wo sie gar nicht am Platze ist. Das ist mit der Entelechie, mit dem Begriffe der primären Zweckmäßigkeit, dem Begriffe der durch eine höhere Idee regulierten Einheit des Organismus unvereinbar. Denn wenn wir die Annahme machen, daß irgendwelche spezifischen, chemisch-physikalischen Mechanismen Ursache der besonderen zweckmäßigen Reaktionsweise des Organismus auch die Ursache all derjenigen Vorgänge sind, die als Einheit des Organismus imponieren, so ergibt sich ganz von selbst die Schlußfolgerung, daß diese von keinem psychischen Agens dirigierten Mechanismen unter geeigneten Versuchsbedingungen, sagen wir kurz, pathologisch funktionieren, d. h. zweck- und zielwidrig, im Widerspruch gegen die Interessen des Gesamtorganismus. Das sehen wir denn tatsächlich immer wieder in der organischen Welt.

Die beigebrachten Beispiele mögen genügen. Sie können leicht um viele weitere vermehrt werden, ja man darf sagen, daß die gesamte Pathologie der Entwicklung und Anpassung nichts wie eine ununterbrochene Kette von Beweisen ateleologischen Lebensgeschehens darstellt. Ob eine Doppelmißbildung oder ein sechster Finger vorliegt, ob zu heftige, im Körper selbst gebildete Nervenimpulse die Herzkammer zum Flimmern bringen und damit den Sekundenherztod herbeiführen, ob durch einen Laryngospasmus ein blühendes Kind erstickt — überall dieselbe eiserne Gesetzmäßigkeit, die doch die Entelechie so leicht durch ganz kurzes „Suspendieren" des Lebensgeschehens ein wenig aufhalten könnte und zur sicheren Rettung des Körpers aufhalten müßte, wenn sie eben da wäre, wenn sie als primäres Wissen und Wollen das Gesetz des Lebendigen meistern und beherrschen würde.

Diese Gesichtspunkte müssen ebenso den Drieschschen Vitalismus widerlegen, wie der Versuch das gesamte Geschehen auf der Welt, die gesamte Weltordnung einem ordnenden Prinzip unterzuordnen, wie Driesch[1]) selbst sagt, „an unserer Gewissenhaftigkeit scheitern" muß. Die Idee eines Ordnungsmonismus, einer Entelechie des Weltganzen, wie Driesch sagt, läßt sich deshalb nicht durchführen in der gesamten Natur, weil wir eben tatsächlich doch das wirkliche Vorhandensein von Krankheit, Irrtum, Schlechtigkeit usw. nachweisen können. Weil wir nun aber auch in den Prozessen der organischen Formbildung, der Entwicklung, der Vererbung das Krankhafte, das Zweckwidrige einwandfrei nachweisen können, so muß in derselben Weise und aus denselben, von Driesch für das Weltganze anerkannten Gründen die Entelechie des Lebendigen, der Vitalismus, als erklärendes Prinzip widerlegt gelten.

Es ist mir allerdings zweifelhaft, ob Driesch heute noch an diesem Standpunkt festhält. Wenigstens lese ich aus der zweiten Auflage seiner Philosophie des Organischen den Versuch einer Entelechie des Weltganzen heraus, indem er im Bau des unbelebten Universums Ganzheitszüge „im Sinne einer Harmonie zum Lebendigen" und in der Menscheitsgeschichte den „Sinn der Wissensvollendung" erblickt.

So glaube ich also, daß weite Gebiete der Pathologie zum Problem des Vitalismus wichtige Beiträge liefern können, und auf die Grundlinien dieser Bedeutung der Pathologie für die Lehre vom Leben hinzuweisen, war mit die Veranlassung zu dieser Abhandlung.

VIII. Die Anwendung des Vitalismus in der Pathologie.

Aber auch noch nach ganz anderer Richtung haben Pathologie und Vitalismus engste Beziehungen. Dringen erst einmal vitalistische Gedankengänge in die theoretische Pathologie ein, so werden m. E. die Grundlagen der naturwissenschaftlichen Krankheitslehre erschüttert, und an die Stelle exakter Forschung treten Wortbilder, Symbole oder gar schwülstige Phrasen.

Daß dies möglich ist, dafür hat das letzte Jahr einen überzeugenden Beweis vor allem in zwei Aufsätzen (Schwarz, Ranke) gebracht. Es sind zwar schon früher (in der modernen Medizin) hie und da vitalistische Gedankengänge in der Pathologie aufgetaucht. Meines Wissens haben sie sich aber bisher niemals bis zu einer grundsätzlichen Durcharbeitung

---

[1]) Vortrag in der Senckenbergischen Naturf. Gesellsch. zu Frankfurt a. M. 23. Nov. 1912.

des ganzen Gebietes im Sinne des Vitalismus aufgeschwungen. Rich. Koch geht in seiner Schrift über das ärztliche Denken von allgemeineren Gesichtspunkten aus, ohne eigentlich die besonderen Fragen der Pathologie vom vitalistischen Standpunkte aus im einzelnen zu beleuchten. In seiner Besprechung des Kochschen Buches sagt Kerschensteiner: „Alle Anzeichen sprechen dafür, daß das Zeitalter des materialistisch-mechanistischen Denkens überwunden sei, ein neuer Geist weht über die Gefilde. Das medizinische Denken ist von ihm noch kaum berührt, und es wird Zeit, daß auch die Medizin sich mit ihm auseinandersetzt." Eine derartige Auseinandersetzung für die engeren Fragen der Pathologie erblicke ich aber in den Abhandlungen von Schwarz und besonders von Ranke. Ranke hat 1923 in der Münch. med. Wochenschrift eine Abhandlung über „Leben, Reiz, Krankheit und Entzündung", also über die wichtigsten Grundbegriffe der Pathologie geschrieben. O. Schwarz hat ebenfalls 1923 in der klinischen Wochenschrift „Die Sinnfindung als Kategorie des ärztlichen Denkens" behandelt — beide Aufsätze stellen nichts anderes dar als die Übertragung des Vitalismus auf die Pathologie.

Ranke geht — allerdings unter ängstlicher Vermeidung des Wortes Vitalismus — von einer vollkommen vitalistischen Definition des Lebensbegriffes aus. Er schreibt: „Alles Einzelgeschehen in einem Lebendigen ist, abgesehen von seinem kausalen Ablauf, auch noch dem lebendigen Ganzen als Leistung für einen ganz bestimmten Zweck, als gerade als das, was wir Funktion nennen, eingegliedert. — Ein anderes allgemeinstes Merkmal des Lebens gibt es nicht, als diese Verknüpfungsform des Geschehens, die Zweckmäßigkeit, die Zielstrebigkeit, die Ganzheitsbeziehung." Dieser Begriff der Ganzheitsbeziehung (vgl. auch Ungerer: Die Regulationen der Pflanzen) ist in der Naturwissenschaft brauchbar, solange er zur reinen Beschreibung der Tatsachen, zur kurzen Erläuterung komplzierter Zusammenhänge angewandt wird. Er wird völlig vitalistisch, ich möchte sagen, identisch mit der Entelechie, sobald er als Ursache irgendwelchen lebendigen Geschehens hingestellt wird. In diesem Sinne aber wird der Begriff von Ranke konsequent angewandt: „Krankheit ist also gestörter Zweckzusammenhang in einem Lebendigen. Es gibt kein anderes allgemeinstes Merkmal der Krankheit. Wenn das Gesunde, wie wir gesehen haben, zweckmäßig geordnetes kausales Geschehen ist, so sehen wir in der Krankheit un-geordnetes kausales Geschehen in den lebendigen Zusamenhang eingreifen. Eine Gruppe von Vorgängen unterscheidet sich gerade dadurch von allem übrigen lebendigen Geschehen, daß sie rein kausal abläuft, ohne die übergeordnete Zweckbeziehung. Erst die Unzweckmäßigkeit eines solchen Vorganges macht ihn uns als krankhaft kenntlich."

Hier wird also klar unterschieden zwischen Vorgängen, die „rein kausal ablaufen", und den „zweckmäßig geordneten Lebensvorgängen". „Krankheit ist gerade durch das Auftreten ‚rein kausaler Gesetzmäßigkeit' zwischen noch zweckmäßig geordneten Vorgängen gekennzeichnet, und es handelt sich bei beiden Komponenten also um ‚Gesetzmäßigkeit ganz verschiedener Art'." Das heißt, in die Sprache von H. Driesch übersetzt: Krankheiten und krankhaft sind die in das Leben eingreifenden kausalen Mechanismen ohne Entelechie.

Damit wäre m. E. die naturwissenschaftliche Forschung in der Pathologie zu Grabe getragen. Wenn der „Zweck" und die Zweckmäßigkeit das Wesentliche, ja einzige Kennzeichen des Lebens sind, so weiß ich nicht, woher wir immer die Kenntnis dieser Zwecke schöpfen, woraus wir entnehmen sollen, ob die von uns den Erscheinungen zugedachten (oft wird man ruhig sagen dürfen: untergeschobenen) Zwecke überhaupt angenommen werden dürfen. Und nun sollen wir gar — Hauptkriterium des Pathologischen — in jedem Falle — ich muß hier Herrn Ranke wörtlich anführen: „entscheiden, ob eine rein zwangsmäßig ablaufende tote Gesetzmäßigkeit ohne, und damit gegen die harmonische Abgestimmtheit des lebendigen Geschehens handelt, oder ob sich über dem kausalen Geschehen noch die Zuordnung zum Leben zeigt".

Ich fürchte, daß wir gewöhnlichen Sterblichen dann die Pathologie am besten vollkommen aufgeben, denn ich erkläre mich außerstande, zu entscheiden, wann ein Lebensvorgang „rein kausal" bedingt ist, wann er noch zu den zweckmäßig geordneten Zielstrebigkeiten gehört: „In der Heilung", schreibt Ranke, „ist wieder die Ganzheitsbeziehung das ‚Maßgebende', in der Krankheit aber das vergewaltigend Eingreifende, lebendfremde kausale Geschehen."

Ich will ganz davon absehen, daß zahlreiche Forscher, und ich glaube oft mit guten Gründen, in vielen ganz unzweifelhaft pathologischen Vorgängen sehr zweckmäßige Reaktionen im Sinne der Erhaltung des Organismus erblicken. Jedenfalls zwingt eine solche Vorstellung zum Schluß, daß der Organismus bald „rein kausal" bald vital reagieren könne. Zu solchen Unmöglichkeiten kommen wir, wenn wir den Zweck als das Kriterium des Lebens und aller Lebensvorgänge aufstellen. Dann hört jede objektive naturwissenschaftliche Forschung in der Biologie auf. Ranke erklärt sogar, daß jede spezielle Funktion des Körpers krankhaft gereizt werden könne, „in Wirklichkeit ist sie dann aber sinnlos und unzweckmäßig tätig". Wir müßten nach Ranke Sinn und Zweck sogar jedes Grades funktioneller Tätigkeit feststellen können, ehe wir das Pathologische eines Geschehens erkennen könnten.

Alles pathologische Geschehen ist wie alles vitale Geschehen überhaupt an sich weder stets zweckmäßig (dauermäßig) noch stets zweckwidrig im Sinne der Erhaltung des Organismus, es ist rein kausal mechanistisch bedingt und daher im Sinne der „Ganzheitsbeziehung" bald zweckmäßig, bald zweckwidrig. Man kann nicht die Theorie des Vitalismus dadurch retten, daß man alle pathologischen Vorgänge für zweckwidrig und rein kausal bedingt erklärt, denn zahlreiche pathologische Vorgänge zeigen alle Kriterien echter Lebens- und Ordnungsvorgänge und können doch im höchsten Grade zweckwidrig sein. Darum muß dieser Beweis des Vitalismus aus der Pathologie ebenso abgelehnt werden, wie die Konsequenzen dieser Anschauungen von Ranke ihre völlige Fruchtlosigkeit für alle Fragestellungen der Pathologie selbst ergeben.

In ganz ähnlicher Weise greift O. Schwarz die Probleme der Pathologie an. Die innige Verbundenheit psychischer und rein somatogener Faktoren grade bei Krankheiten und krankhaften Zuständen, rein praktische und psychologische Aufgaben der Krankenbehandlung werden hier durcheinandergeworfen mit Fragen der wissenschaftlichen Erkenntnis, der naturwissenschaftlichen Pathologie. Ich will auf Einzelheiten, da ich mich wiederholen müßte, nicht eingehen, sondern nur einige Zeilen des Autors wörtlich anführen. „Eine Dyspepsie z. B. kann rein organisch, akzidentell sein: ein Materialdefekt; sie kann aber unter Umständen auch psychogen und sinnvoll sein: Ausdruck einer Störung im ganzen Betrieb. Bisher wurde nur die erste Möglichkeit erwogen, die zweite in Betracht zu ziehen, bedeutet prinzipielle Wandlung. Es gibt keine Dyspepsie an sich, sondern nur dyspeptische Individuen. Nicht auf die Feststellung einer Herzneurose kommt es an, sondern wer sie hat. Das Suchen und das Finden eines Sinnes im scheinbar Sinnlosen erhebt die Medizin über die experimentelle Pathologie, heißt Personalismus treiben; macht Medizin als Wissenschaft erst möglich, verschmilzt Körper und Seele, Lehre mit Leben, gibt dem Arzt Überlegenheit und dem Kranken Würde." Da ja hier die Dyspepsie nur als Beispiel gewählt ist und ja wohl die Krankheiten selbst in ihrem „Werte" gleich zu setzen sind, so empfehle ich hier statt der Dyspepsie als Beispiel auch andere Krankheitsbilder zu wählen, die Sache wird dann noch sehr viel blumenreicher. Wer in solchen Worttänzen Fortschritte in der Pathologie erblickt, mag dem Autor auf diesem Wege folgen. Ich glaube, daß der Weg nicht weit führen wird. Aber Philosophie und Vitalismus werden, daran zweifle ich nicht, nicht verlegen sein, auch für die pathologischen Vorgänge, deren oft erstaunliche Zweckwidrigkeit klar zutage liegt, vitalistische Erklärungen zu finden. Ist eben der Vorgang für den Träger nicht zweckmäßig, so kann er doch äußerst zweckmäßig für ein anderes Lebewesen sein und von hier aus also in seinem „Ordnungsgeschehen" dirigiert werden. E. Becher hat die „fremddienliche Zweckmäßigkeit" bereits entdeckt und am Beispiel der Pflanzengallen nachgewiesen. Auf diesem Wege gelangte er zur „Hypothese eines überindividuellen Seelischen" und Driesch 1921 führt die „fremddienliche Zweckmäßigkeit" bereits als Anzeichen für „überpersönliche Ganzheit" an. Nun wird es ein leichtes sein, auf diesem Wege alles und jedes in der Pathologie zu „erklären". Man denke nur, wie die dem Mechanismus so viele schwierige Rätsel darbietende Lehre von den Infektionskrankheiten in allen ihren dunklen Teilen plötzlich erhellt und völlig aufgeklärt wird! Ein Teil der Infektionserscheinungen erklärt sich ohne weiteres aus der eigendienlichen Zweckmäßigkeit der Lebensvorgänge des Infektionsträgers und der Rest der Erscheinungen aus der fremddienlichen Zweckmäßigkeit zugunsten der Parasiten. Schon schreibt A. Müller (1923): „Die Frage ist durchaus berechtigt, ob nicht bei der Entzündung gewisse als ‚antagonistische oder reaktive' bezeichnete (Virchow) Vorgänge sekundär durch den Parasiten eine fremddienliche Modifikation erfahren können, so daß sie tatsächlich zu mehr oder weniger ‚negativen, passiven' Vorgängen werden. . . . . . Wahrscheinlich würde aber eine intimere Kenntnis der physikalischchemischen Verhältnisse beim tierischen Infektionsprozeß auch hier Einwirkungen im Sinne der fremddienlichen Zweckmäßigkeit weit häufiger erkennen lassen, die indessen weniger morphologische als funktionelle Veränderungen hervorrufen." Wir sehen wohin der Vitalismus uns führt — aber die Probleme, das ist das Schöne daran, sind gelöst, während dem Mechanismus an der gleichen Stelle schwere und schwierigste Aufgaben erwachsen. Immerhin liegen selbst bei den wunderbaren Pflanzengallen mechanistisch keinerlei „Denkunmöglichkeiten vor" und ohne auf die Frage — es würde hier zu weit führen — näher einzugehen, sei nur darauf verwiesen, daß schon von Weismann Wege der mechanistischen Erklärung gewiesen worden sind.

Nicht besser steht es mit der „Sinnfindung" der Krankheiten und Krankheitsvorgänge (Schwarz, Rich. Koch, Kronfeld). Diejenigen, die in solchen Betrachtungen neue Erkenntnisse und wahre Fortschritte der Pathologie erblicken oder solche von dieser Richtung wenigstens erwarten, mögen sich doch vor Augen halten, daß die ganze Medizin vor dem naturwissenschaftlichen Zeitalter ihre Aufgabe jahrhundertelang nur in der „Sinnfindung" der Krankheiten erblickte. Die zahlreichen „Krankheitssysteme" waren ja nichts anderes als solche Versuche „der Sinnfindung", und mag auch die Nomenklatur heute eine andere sein, im Wesen war es dasselbe. Die Früchte dieser Methoden scheinen mir trotz der Unsumme von Zeit und geistiger Arbeit, die darauf verwandt wurden, nicht eben sehr verlockende gewesen zu sein. Heute haben jedenfalls die Resultate all dieser Geistesarbeit nur mehr historisches Interesse, an keiner Stelle haben sie Fortschritte wahrer Erkenntnis oder neue Wege zur Beherrschung der Natur gewiesen und die meisten jeder „Sinnfindungen" gelten unserer heutigen Naturerkenntnis als völlig sinnlose Entgleisungen des menschlichen Geistes. Vestigia terrent!

IX. Teleologie als Erkenntnis- und als Heilmittel.

Die ganze Beweiskette der vitalistischen Lehre gründet sich bei Lichte besehen nur darauf, daß wir bisher von den organischen Vorgängen, von den Formbildungsprozessen in der organischen Welt so außerordentlich wenig wirklich erklären können. Darüber kann gar kein Zweifel bestehen, aber das beweist noch in keiner Weise die Unerklärbarkeit der vitalen Vorgänge, wie die Geschichte der Naturwissenschaft einwandfrei genug lehrt. Zahlreiche Vorgänge, die früher als Beweise rein vitaler Vorgänge aufgefaßt wurden, können heute tatsächlich mechanistisch einwandfrei erklärt werden. Während nach Johannes Müller noch die Reizbarkeit als eine echte vitale Eigenschaft der lebendigen Substanz hingestellt werden mußte, hat schon Dubois-Reymond die Grundlagen für eine einfache mechanistische Erklärung jener Grundeigenschaft der organischen Substanzen geschaffen und heute kann sogar die Lehre von der spezifischen Energie der Nerven und Muskelfasern und der spezifischen Reaktionsfähigkeit direkt als eine Stütze mechanistischer

Auffassung der Lebensvorgänge gelten. Wir kennen weiterhin zahlreiche Prozesse, die heute noch an das Bestehen des Lebens geknüpft sind, die aber trotzdem bereits rein physikalisch-mechanistisch vollkommen verständlich sind. Weigert hat in seinen gesammelten Abhandlungen (Bd. I, S. 197) eingehend dargetan wie die Plasmolyse physikalisch nicht nur durchaus verständlich, sondern künstlich sogar nachzuahmen ist und trotzdem eine vitale Erscheinung darstellt, d. h. an die lebendige Substanz geknüpft ist. Ebenso wissen wir, daß der Organismus Fett, Zucker, Eiweiß bildet und zweifeln nicht daran, daß dies rein chemische, genau bestimmte Prozesse sind, obwohl wir in das Wesen derselben bis heute noch nicht eingedrungen sind, obwohl wir künstlich Eiweiß noch nicht herstellen können, obwohl wir alle die Vorgänge, die in dem intermediären Stoffwechsel des Organismus sich abspielen und zur Bildung von Fett und Zucker führen, z. B. noch keineswegs übersehen können.

Nichts konnte rätselhafter erscheinen, als die Fähigkeit der Zellen, aus chemischen Gemischen nur die ihnen passenden Substanzen aufzunehmen und doch bietet heute dieses vitale Geschehen der mechanistischen Auffassung nicht die geringste Schwierigkeit mehr. Wir können heute geradezu physiko-chemische Modelle der selektiven Permeabilität[1]) der lebenden Zellen für verschiedene Ionen herstellen und Vorgänge, die noch vor wenigen Jahren der kausalen Erforschung unüberwindliche Schwierigkeiten zu bereiten schienen, sind heute schon von der mechanistischen Forschung weitgehend aufgeklärt. Angesichts all' dieser Fortschritte sollte sich der Vitalismus bescheiden und die Berechtigung der mechanistischen Theorie schon auf Grund ihrer unvergleichlichen Erfolge anerkennen. Aber all diese Aufklärungen und mechanistischen Lösungen der früheren „logischen" und philosophischen Denkunmöglichkeiten werden vom Vitalismus grundsätzlich übergangen und wir können uns den Bemerkungen von Roux[2]) über diese falsche Buchführung nur anschließen. Welche große und betrübende Rolle diese Gewohnheit von „Denkunmöglichkeiten" sogar im praktischen Leben spielt, darüber ist Interessantes in den Fordschen Lebenserinnerungen zu lesen.

---

[1]) Girard u. Mestrezat: Cpt. rend. hebdom. des séances de l'acad. d. sc. Bd. 175, S. 183. 1922.

[2]) Die Selbstregulation Nova Acta Leop.-Carol-Akademie. Bd. 100, Nr. 2, S. 71 ff. 1914.

Bestreitet man die mechanistische Erklärbarkeit des Lebens, so erschüttert man damit die wichtigste und bisher fruchtbarste Voraussetzung naturwissenschaftlicher Forschung. „Dann ist aber“, sagt Ribbert[1]): „jede weitere Forschung nach dem inneren Zusammenhang der Vorgänge beiseite geschoben und das physische Agens wird zum Hemmschuh für die wissenschaftliche Erklärung.“ Selbst wenn wir also annehmen wollten, daß ursprünglich die organische Substanz von einem höheren Willen gebaut ist und einem höheren psychischen Agens ihre Konstitution verdankt, so zwingt uns doch der Satz von der eindeutigen Bestimmtheit alles Geschehens zu dem Schluß, daß alle Schicksale, die diese lebendige Substanz erleidet, rein mechanistisch deutbar und erklärbar sind, denn, sagt Weigert[2]): „Selbst wenn wir annehmen, daß die Zweckmäßigkeiten der körperlichen Prozesse auf ‚intelligenten Dominanten‘ beruhen, die von einer ‚kosmischen Intelligenz‘ herstammen, so könnten diese intelligenten Dominanten, wie auch Reinke wohl meint, kausal funktionieren, gerade so wie die durch die menschliche Intelligenz mit ‚Dominanten‘ ausgestatteten Maschinen ja auch dem Kausalitätsgesetz unterworfen sind.“ Wenn wir darum den Vitalismus als Lehre in der Naturwissenschaft und als Erklärung selbst bekämpfen, so geschieht dies nicht zum wenigsten auch, um den Fortschritt der Wissenschaft nicht aufzuhalten, denn sobald einmal ein psychisches Agens, sobald einmal die Entelechie als maßgebend für alle Formbildung in der organischen Welt anerkannt wird, ist selbstverständlich eine mechanistische Erforschung der Lebensvorgänge wenn nicht zwecklos, so doch recht nebensächlich (s. Koch). Die Vorgänge sind ja dann schon hinreichend erklärt, wenn sie als zweckmäßig, von einem psychischen Agens hervorgerufen oder wesentlich beeinflußt, bezeichnet sind.

Wir erliegen dann, sagt Kammerer (1915) mit vollem Recht „der Versuchung, Unbegreifliches durch Einsetzung von sprachlich konstruierten Begriffen erklärt zu wähnen, ohne gewahr zu werden, daß dieselbe Stelle immer noch leer ist. Wer überall dort, wo er im Leben auf Unbekanntes und (zunächst scheinbar) Unerkennbares stößt, das Walten einer geheimnisvollen, übermechanischen Lebenskraft sieht, der glaubt schließlich die Lebenskraft selber entdeckt und mit ihrer Hilfe alles ergründet zu haben, während er in Wahrheit nichts erreichte,

---

[1]) Wesen der Krankheit. S. 158. Bonn: Cohen 1909.
[2]) Ges. Abh. Bd. 1, S. 182.

als einen Zusammenschluß der Kenntnis- und Verstandeslücken zu
einer Terra incognita. Dann gibt es keinen Fortschritt mehr, im wissenschaftlichen Betrieb wird aus der Empirik die Dialektik, aus der Naturwissenschaft eine Papierwissenschaft."

Roux nennt (1908) die vitalistische Erklärung des Lebens mit Recht
die „billigste" und „bequemste": „Das Zweckmäßige durch ein direkt
zwecktätiges Prinzip zu erklären, ist dasselbe, als das Leben von einem
lebenstätigen Prinzip abzuleiten. Das sind keine Erklärungen, sondern
Tautologien."

Es ist darum, wie ich glaube, theoretisch und praktisch besser, einfach sich mit der Anerkennung zu begnügen, daß wir zunächst in der
Organisation und Funktion eines Lebewesens eine wunderbare Zweckmäßigkeit vielfach nachweisen können, und daß wir bisher hinreichend
die Ursachen der Entstehung dieser Zweckmäßigkeit nicht aufdecken
können. Alle Strukturen und Vorgänge der Lebewesen aber, mögen sie
entstanden sein wie sie wollen, sind durch die eindeutige Bestimmtheit
alles Geschehens festgelegt und werden durch keinerlei Willkür der
Kausalität gestört.

Wir haben nach alledem das Leben als etwas Gegebenes hinzunehmen und die Frage auszuschalten, wie diese lebendige Substanz
einmal entstanden ist. Sobald sie aber vorhanden vorliegt, können
zweifellos auch alle Lebensäußerungen der lebendigen Substanz mechanistisch erklärt werden. Ja hierfür ist sogar nach Driesch selbst m. E.
die Annahme der Entelechie direkt überflüssig, denn er hat selbst betont, daß die Entelechie und der Vitalismus dem Satze von der eindeutigen Bestimmtheit des organischen Geschehens nicht widersprechen.
Dann aber kann uns als Naturwissenschaftlern das Bestehen oder
Nichtbestehen einer Entelechie gleichgültig sein. Wir hätten nur noch
festzustellen, mit welchen Mitteln der Organismus die Zielstrebigkeit
und Zweckmäßigkeit erreicht, die er uns vorführt, und daß hier die
Mittel rein mechanistische physikalisch-chemische Faktoren sind,
darüber kann ja kein Zweifel bestehen. Die Zweckmäßigkeit des Baues
und der Funktion der lebendigen Substanz ist etwas Primäres, dem
Leben immanentes, etwas Gegebenes. „Zweckmäßigkeit" sagt O. Steche
(1919) mit vollem Recht „ist, physiologisch genommen, eine Grundeigenschaft alles Lebens. Sie ist also etwas Primäres, ohne das das
Leben selbst undenkbar wäre. . . . . . Eine Amöbe ist ebenso zweckmäßig eingerichtet wie ein Mensch, d. h. ihre Reaktionen stimmen

ebensogut mit den Bedingungen ihres Milieus überein, wie die des hochdifferenzierten Vielzellers. Wäre das nicht der Fall, so wäre sie eben nicht lebens- und erhaltungsfähig".

Das, was wir als primär gegeben einfach hinnehmen, ist die wunderbare primäre Struktur der lebendigen Substanz. Ist diese primäre Plasmastruktur einmal vorhanden, so sind alle Leistungen, Bildungen, Entwicklungen aus dem Intimbau dieser Substanz abzuleiten. Hier liegt der grundsätzliche Unterschied unserer Stellung gegenüber der These v. Uexküll, daß sich „lebendiger Stoff durchaus anders benehmen müsse, als toter Stoff, auch wenn sie beide das gleiche Gefüge zeigen." Wäre es möglich, aus totem Stoff ein vollkommen gleiches Gefüge herzustellen, so wäre damit die Synthese des Lebendigen geglückt und der Standpunkt v. Uexkülls widerspricht einfach dem Satz von der materiellen Gebundenheit der Eigenschaften, der Qualität, die v. Uexküll selber anerkennt, indem er schreibt: „Zweifellos ist jede Eigenschaft der Lebewesen etwas materiell festgelegtes." Das, was also v. Uexküll im Grunde nur mehr diskutiert, ist die Beziehung von Eigenschaft und Materie — also etwas mechanistisch unauflösbares, unfaßbares. Hier mag philosophische Spekulation eingreifen, die Naturwissenschaft wird davon nicht berührt. Ist aber jede Eigenschaft materiell festgelegt, so können keine immateriellen „Impulssysteme" die Eigenschaften, ihre Auswirkung, ihre Synthesen irgendwie beeinflussen oder ändern.

Die Schwierigkeit liegt also allein in der primären Struktur, in der Erschaffung der lebendigen Substanz. Wir betonten schon, daß man hier schwer an einen Zufall glauben kann und die Naturwissenschaft kann auf diese Frage keine Antwort geben. In dieser Beziehung verhält sich nun einmal wirklich der Organismus ganz wie eine Maschine, aus deren Bau und Tätigkeit wir ebenfalls auf einen Erbauer schließen. Aber die gesamte Maschine wird in ihrer Tätigkeit durch den Geist des Erbauers in keiner Weise beeinflußt. Wenn Rich. Koch betont, daß auch eine Maschine nichts ungeistiges sei, da sie aus Geist entstanden und aus Geist repariert würde, so trifft das zu. Auch für den Organismus, für die lebendige Substanz kann durchaus eine Schöpfung angenommen werden, aber ist einmal die Substanz geschaffen, so leiten sich all ihre Funktionen mit allen Entwicklungsmöglichkeiten aus ihrer primären Struktur ab. Ob man als den Schöpfer dieser lebendigen Substanz die Allmacht der Natur oder irgendeine psychische Kraft oder ein immaterielles Naturgesetz betrachtet, ist für die Naturwissenschaft gleichgültig. Die Behauptung des Vitalismus, daß mechanistische Erklärungen der typischen Eigenschaften des Lebendigen, auch wenn der primäre Intimbau des Protoplasmas als gegeben hingenommen wird, „Denkunmöglichkeiten" darstellen, ist nicht zu beweisen. Die „Zielstrebigkeit in den organischen Körpern" (Karl Ernst v. Bär) und Pflügers teleologische Mechanik der lebendigen Natur sind schon frühzeitige Hinweise auch mechanische Denkmöglichkeiten der organischen Zweckmäßigkeit.

Geht man aber von dem wunderbaren und als gegeben hingenommenen Intimbau der lebendigen Substanz aus, so kann man m. E. durchaus im Sinne v. Uexkülls „das mißverständliche Wort von der Zweckmäßigkeit", wie er selbst schreibt, durch den Begriff der „Planmäßigkeit" ersetzen. v. Uexküll betont selbst, daß man statt Planmäßigkeit ebensogut „Funktionsmäßigkeit", „Harmonie" oder „Weisheit" sagen könne und der Mechanismus kann dem bis auf den Begriff der „Weisheit" ganz zustimmen. Genau so wie eine Maschine planmäßig erbaut ist und trotzdem ausschließlich mechanistisch funktioniert, genau ebenso ist die lebendige Substanz planmäßig, d. h. primär zweckmäßig, dauerfähig aufgebaut und funktioniert doch durchaus nach rein mechanistischen Gesetzen. Ebensowenig wie der Plan des Ingenieurs das Rad der Maschine schafft und dreht, ebensowenig erbaut ein Plan selbst die Lebewesen oder zwingt das Protoplasma zur Gestaltung und Funktion. Beides ist in gleicher Weise hier von der Struktur der lebendigen Substanz, dort von der Struktur der Maschine abhängig.

Wenn v. Uexküll betont, daß das Wesen der Zelle in ihrer subjektiven Eigengesetzlichkeit liegt, während die Regel der Maschine niemals eine subjektive, sondern stets von außen eingeflößte sei, so trifft das insofern nicht zu, als wir auch für die Lebewesen die letzte Quelle ihrer Regel, d. h. den Erbauer der lebendigen Substanz nicht kennen. Es ist Glaubenssache hier eine psychische Kraft als Schöpfer anzunehmen und dann wäre auch der lebendigen Substanz der Plan, die Regel von außen eingeflößt.

Wie vollkommen lückenhaft der Vergleich des Lebendigen mit einer Maschine ist, ist wiederholt hier dargelegt worden. Trotzdem soll auch an dieser Stelle nicht versäumt werden, zu betonen, daß in der primär gegebenen Konstitution, im Intimbau der lebendigen Substanz bereits alle Entwicklungsmöglichkeiten des Einzelindividuums wie der ganzen

Rasse gegeben sind. Niemals entsteht eine Maschine aus einer anderen, wenigstens gilt das für die bis heute uns bekannten rein mechanischen Konstruktionen (chemische „Spezifitätskombinationen" könnten sich anders verhalten). Wenn also v. Uexküll schreibt: „Alles plan mäßige nur aus planmäßigem" so stimmen wir dem völlig zu, aber der Satz gilt bis heute nur für die lebendige Substanz.

„Die Zweckbetrachtung" sagt selbst Osw. Schwarz bei seinem Versuch, den Vitalismus in die Pathologie einzuführen, „ist kein Mittel der Erkenntnis". Für uns aber kommt es in der Naturwissenschaft nur auf Mittel der Erkenntnis an! Sinnfindungen, die keine Mittel der Erkenntnis sind, gehören in die Philosophie und Metaphysik, sie mögen noch so berechtigt und für die menschliche Psyche wertvoll sein, mit der Naturwissenschaft haben sie nichts zu tun. Eine ganz andere Frage ist es, wie weit bei den ungeheuren Lücken unserer mechanistischen Kenntnisse vom Lebensprozeß die Zweckbetrachtung uns heuristisch bei der Erforschung der Lebensvorgänge und praktisch bei der Tätigkeit des Arztes Dienste leisten kann. Diese Frage ist durchaus zu bejahen. Es ist m. E. für den Mechanisten nicht nur unnötig, sondern auch eine verwirrende Pseudoexaktheit, den Begriff der Zweckmäßigkeit bei der Betrachtung der Lebensvorgänge überhaupt auszuschalten. Mit Recht ist eine solche „Telephobie" gegeißelt worden. Betrachtet man als „Zweck" der Lebens- und Organtätigkeit die Erhaltung des Individuums und der Rasse, so kann die wunderbare Zweckmäßigkeit zahlloser — durchaus nicht aller — Lebensvorgänge gar nicht bestritten werden. Sie ist es geradezu, die für das menschliche Verständnis allein alle Lebensvorgänge von den anorganischen wesentlich unterscheidet. „Das teleologische Merkmal" sagt Minot (1913) „ist allem Leben aufgeprägt. Vitale Funktionen haben einen Zweck. Der Zweck ist stets die Erhaltung des Individuums und der Rasse." Das in seinen Grundzügen bestreiten, heißt das besondere Problem des Lebens verkennen. Aber die Anerkennung der Zweckmäßigkeit, besser gesagt Dauermäßigkeit der Lebensvorgänge darf nicht dazu führen, in dieser Zweckmäßigkeit die Erklärung der vitalen Vorgänge zu erblicken. Das ist es, was wir gegenüber den Teleologen völlig ablehnen müssen: die Zweckmäßigkeit von Lebensvorgängen ist uns eine Tatsache, keinerlei Erklärung derselben.

Ohne diese Eigenschaft der Zweckmäßigkeit, der Dauermäßigkeit aller wesentlichen Lebensvorgänge ist das Leben von Anfang an nicht denkbar. Das einzellige Lebewesen ist für seine Bedürfnisse schon genau so zweckmäßig gebaut, wie das hochorganisierte Insekt oder Wirbeltier. Diese „primären Zweckmäßigkeiten" schon der Protisten sind der gesetzmäßige Ausfluß der Zellstruktur, die wir als etwas Gegebenes hinnehmen, und ohne die Leben undenkbar ist. All diese Zweck- und Dauermäßigkeit ist also eine immanente primäre Eigenschaft der lebendigen Substanz und nichts anderes, als eine Folge ihrer spezifischen Struktur. Kein Lebensvorgang ist naturwissenschaftlich erklärt durch den Nachweis seiner Zweckmäßigkeit, sondern erst dann, wenn wir die Mittel und Wege aufgedeckt haben, mit denen der Organismus diese Ziele und Zwecke verwirklicht. Ich schließe mich hier Spitzer (1923) an, der an der Entwicklung des Herzens den Versuch gemacht hat „zu zeigen, daß dieselben Umstände, welche eine neue Einrichtung als zweckmäßig postulieren, auch imstande sind diese zweckmäßige Einrichtung aus eigener Kraft mechanisch zu verwirklichen. Nur dieses Zusammenfallen der mechanischen Ursachen mit den teleologischen Bedingungen des Zweckmäßigen kann als eine erklärende Einordnung der Zweckmäßigkeit in ein naturwissenschaftliches Weltbild betrachtet werden."

Es ist sinnlos, die Zweckmäßigkeit des Organischen zu leugnen; dieselbe stellt die mechanistische Naturwissenschaft vor zahllose und schwierige Probleme, aber ihre Anerkennung bedeutet in keiner Weise die grundsätzliche Ablehnung des Mechanismus. Wenn wir aber von Zwecken reden, müssen wir uns stets klar sein, daß durch „Zwecke" noch kein einziger Lebensvorgang erklärt ist. Wir erkennen also an, „daß die übertriebene Scheu vor jeglicher Teleologie, die ziemlich verbreitete unbedingte ‚Telephobie' (Paulsen) nicht angebracht ist, da es nun doch einmal Zweck und Triebe, und damit auch eine wirkliche Finalität in der Welt gibt. Das soll uns freilich nicht hindern, der teleologischen Ausdrucksweise mit Vorsicht zu begegnen und aller falschen Teleologie aufs energischste entgegenzutreten" (Jensen). Also auch auf dem Boden der kausal-mechanistischen Naturforschung kann von Zweckmäßigkeit der Lebensvorgänge gesprochen werden. Hierzu tritt noch ein sehr wichtiger praktischer Gesichtspunkt. Die Darstellung selbst kompliziertester Lebensvorgänge vereinfacht sich außerordentlich unter dem einigenden Gesichtspunkt der Zweckmäßigkeit. Selbst der Begriff der Entelechie wäre hierfür anwendbar, „als eine kurze Bezeichnung für das zentralisierte typische Gestaltungsvermögen und für das gestaltende Regulationsvermögen

In dieser beschränkten Weise ist der Terminus vielleicht ohne Nachteil in der exakten Naturforschung anwendbar" (Roux[1]). Die so oft noch endlosen Lücken mechanistischer Erklärung und mechanistischen Verständnisses der Lebensvorgänge werden leicht ausgefüllt durch die teleologische Darstellung, die auf die — in Wirklichkeit leeren — Flächen phantasievolle und zu weiterer Forschung anregende, problemreiche Bilder wirft. Darin liegt der große Vorteil der Teleologie, auch für Forschungszwecke, ihr bedeutender heuristischer Wert, darin liegt zugleich ihre für nicht scharfes Nachdenken große Gefahr.

Teleologische Fragestellung hat in Naturwissenschaft und Medizin schon zu den wichtigsten Fortschritten und Entdeckungen geführt. Dafür ließen sich zahlreiche Beispiele anführen, — es sei nur aus den letzten Jahren an die Forschungen und Erfolge von Aug. Bier erinnert. Aber auch hier führt die teleologische Fragestellung immer nur bis zu einer gewissen Grenze und die sorgfältige und tieferdringende Analyse zeigt uns immer wieder, daß die zunächst so wunderbar zweckmäßig erscheinenden Vorgänge tatsächlich von anderen Gesetzen als dem einer primären Zweckmäßigkeit geleitet werden.

Mit Vorteil wird sich nur der der teleologischen Fragestellung in der Forschung bedienen, der die völlige mechanistische Unzulänglichkeit der Teleologie selbst klar im Auge behält. Die Zweckbetrachtung ist und bleibt kein Mittel der Erkenntnis. Daß sie in vielen Fällen (besonders in der praktischen Medizin) der Weg gewesen ist, auf dem neue Wege der Erkenntnis gerade in der Pathologie gefunden wurden, bleibt unbestritten. Darüber hinaus hat die Teleologie in der praktischen Heilkunde noch sehr wichtige Aufgaben zu erfüllen.

Hier vor allem hat die Teleologie, die „Ausdeutung" und „Sinnfindung" der Krankheitserscheinungen und Vorgänge eine große Bedeutung. Nur liegt diese Bedeutung nicht auf dem Gebiete der naturwissenschaftlichen Erkenntnis, sondern rein auf dem Gebiete der angewandten Psychologie. Für gewöhnlich gewinnen alle Krankheiten und Krankheitsvorgänge für den Kranken erst dann Interesse und Bedeutung, wenn sie sein subjektives Wohlbefinden, seine Leistungs-

---

[1] „Im vollen Sinn der Auffassung Drieschs aber steht die Entelechie über der materiellen Organisation der Lebewesen, sie souverän beherrschend, sie teleologisch lenkend. In diesem Sinne ist der Hilfsbegriff für die exakte Forschung nicht brauchbar." W. Roux: Arch. f. Entwicklungsmech. Bd. 35, S. 211, Anm.

fähigkeit, seine Lebensaussichten beeinträchtigen, also durch eine psychische Beeinflussung. Wir wissen, daß Art und Größe dieser psychischen Reaktion für Bewertung und Ablauf zahlreicher Krankheiten von wesentlichster Bedeutung sind, was bei dem engen und, worauf wir noch einzugehen haben, unlösbaren Zusammenhang zwischen körperlichen und psychischen Vorgängen ohne weiteres verständlich ist. Auf diese psychische Reaktionsart und Reaktionsfähigkeit haben aber rein psychische Faktoren, Vorstellungen, ja zuweilen Wahnideen den allergrößten Einfluß. Auf die psychische Einstellung seiner Kranken wesentlichen Einfluß zu gewinnen (und hierdurch den Krankheitsablauf günstig zu beeinflussen), ist daher eine der vornehmsten Aufgaben des wahren Arztes und für manche Krankheitsvorgänge und -zustände praktisch wichtiger und für den Kranken wertvoller als alles andere. Daß dies vielfach von der naturwissenschaftlichen Medizin übersehen oder wenigstens oft vernachlässigt wurde und wird, hat mit dem Wesen mechanistischer Naturwissenschaft nichts zu tun. Hier gewinnt „die Sinnfindung", die „Ausdeutung" der Krankheit ihre wahre, rein subjektive Bedeutung für den Kranken — aber daß all dieses mit wahrer naturwissenschaftlicher Erkenntnis nichts zu tun hat, geht ja am besten daraus hervor, daß auf diesem Gebiet gerade die schlimmste Kurpfuscherei mit oft dem gröbsten Betrug und Schwindel besonders große und tatsächliche Erfolge aufzuweisen hat. Die „Sinnfindung", die „rationale Betrachtung" ist hier eben ausschließlich das Mittel zum Zweck, der Weg in bestimmter gewollter Richtung einen Einfluß auf die Psyche und dadurch indirekt auch auf manche körperliche Symptome des Kranken zu gewinnen. Der innere Wahrheitswert der hier benutzten Teleologie und Sinnfindung ist hier für den Erfolg ganz gleichgültig und es ist ausschließlich eine Frage der ärztlichen Ethik, wie weit zu diesem Zwecke von naturwissenschaftlich noch denkbaren Vorstellungen oder von Täuschungen und direktem Betrug, Wundern usw. Gebrauch gemacht wird. Das beweist schlagend, daß diese Teleologie mit wissenschaftlicher Erkenntnis und Vertiefung nichts zu tun hat und der oft gezogene Schluß, daß die „Sinnfindung", die Teleologie, die „rationale Erklärung" der Krankheit richtig seien, weil sie hier den gewünschten Zweck erreichten, ist durchaus abzulehenen. Diese zwei ganz verschiedenen Seiten der Teleologie — praktischer und heuristischer Wert einerseits, Erkenntniswert anderseits — müssen scharf und klar auseinander gehalten werden. Die Teleologie und das „Rationale" können niemals Lebenserscheinungen erklären, niemals wahre Erkenntnis vermitteln und vertiefen, können uns immer nur Bilder und Symbole geben, die nur zu oft mit der Wirklichkeit, mit den kausalen Vorgängen selbst wenig oder nichts zu tun haben. Diese Art von „Zweckbetrachtung" ist aber nur dann für den naturwissenschaftlichen Fortschritt ohne Schaden und ohne Gefahr, wenn sie in ihrer Bedeutung klar erkannt ist und nie den Gedanken aufkommen läßt, daß man mit der Aufstellung eines Zweckes irgendeinen Lebensvorgang erklärt habe.

Die Begriffe der Entelechie von Driesch, der Impulse v. Uexkülls sind deshalb in jeder Richtung metaphysische, die, nachdem sie den Satz von der eindeutigen Bestimmtheit des Geschehens nicht mehr stören sollen, irgendwelche Formbildungsvorgänge der organischen Welt weder erklären können, noch überhaupt für die Naturwissenschaft ein Problem sind. Die Erkenntnis der organischen Vorgänge, die sie uns geben wollen, ist nur Schein, ist vorgespiegelt und wenn wir auch mit Fug und Recht feststellen müssen, daß zahlreiche vitale Vorgänge noch in ihren Grundzügen mechanistisch unerklärt sind, so müssen wir doch eine Erklärung dieser Vorgänge durch einen metaphysischen Begriff völlig ablehnen.

„Die eigentümliche ‚Zielstrebigkeit' lebendiger Vorgänge" sagt Pleßner mit Recht „ihre schöpferische Selbstdifferenzierung" zu qualitativ „reicheren" Gebilden im Lauf der Ontogenese, ihre Zusammengeschlossenheit in ganzheitlichen „Individuen" wird der Biologe genau so weit erklären können wie der Optiker die Farben, der Akustiker die Töne und Klänge. „Die Grenzen der Erkenntnismöglichkeiten liegen also für die Lebensvorgänge an derselben Stelle, ebenso nah und ebenso fern wie für alle anderen Naturerscheinungen überhaupt. Die Grenze ist letzten Endes festgelegt durch die Struktur des menschlichen Geistes."

An manchen Stellen klingt es so, als ob Hans Driesch etwas ähnliches meint. „Das Leben" schreibt er (Phil. d. Org. 2. Bd. S. 335) wird mit Hilfe des Begriffs Entelechie ebensogut „verstanden", wie die anorganische Natur mit Hilfe der Begriffe „Energie", „Kraft", „Masse" usw. Eine weitere Art von „Erklärung" gibt es hier nicht." Driesch weicht aber m. E. durchaus von dieser Festlegung seines Standpunktes ab, indem er immer wieder die Entelechie als Ordnungsfaktor, als eine Art Energie, als kausale Erklärung verwendet.

An die mechanistische Anschauung hat sich bisher aller Fortschritt in der Naturwissenschaft geknüpft; die Betrachtung der Organismen als zweckmäßig wirkender Mechanismen hat dagegen auch in der Forschung heuristisch häufig gute Dienste geleistet. Aber wer etwas tiefer in die Geschichte der Naturwissenschaft eingedrungen ist, kann auf Schritt und Tritt feststellen, daß dieses Prinzip der Auffassung aller organischen Vorgänge als zweckmäßiger Vorgänge in jedem einzelnen Falle nur bis zu einer gewissen Grenze sich als richtig erwiesen und daß bei tieferem Eindringen sich immer wieder das rein Mechanistische der Vorgänge herausgestellt hat. Das tiefere Eindringen in die Formbildungsvorgänge ist deshalb m. E. an die mechanistische Anschauung geknüpft.

Nach den eigenen Definitionen von Driesch soll sein Vitalismus, soll die Entelechie, nach v. Uexküll sollen die Impulssysteme den mechanistischen Gesetzen nicht widersprechen. Dann sind sie, wie gesagt, für uns belanglos. „Gegen die Entelechie als Grund sagt Morgan (1913) habe ich nichts Ernsthaftes einzuwenden. Sie ist einfach die angeborene Konstitution, nur unter einem anderen Namen. Wenn man dahin übereinkommt, den Grund der Organisation einer Hefezelle oder einer Amöbe, einer Alge oder einer Molluske, einer Eiche oder des Menschen seine Entelechie zu nennen, so ist dagegen nichts einzuwenden; vorausgesetzt natürlich, daß trotzdem die wissenschaftliche Forschung weiter fortgesetzt wird, daß man einsieht, daß man damit die spezifischen Eigentümlichkeiten der Prozesse, die gerade an der Naturordnung teilhaben, nur mit einer Etikette versieht, kurz, daß der Entelechie als kontrollierender Wesenheit kein selbständiges Dasein zugeschrieben wird" .... Das ist inhaltlich ganz derselbe Standpunkt wie er hier vertreten wird. Uns interessiert als Naturforscher nur die mechanistische Seite dieser Probleme und wenn wir die sämtlichen mechanistischen chemisch-physikalischen Bedingungen eines Vorganges aufgedeckt haben, so ist er tatsächlich im naturwissenschaftlichen Sinne erklärt. Für den Naturforscher bleibt die Grundlage jeder Forschung der Satz von der eindeutigen Bestimmtheit alles Geschehens auch in der organischen Natur. Wenn dieser Satz richtig ist, kann auch eine metaphysische Entelechie an demselben nichts ändern, kann uns infolgedessen an den Formbildungsvorgängen nichts erklären und muß uns als Naturwissenschaftlern gleichgültig sein.

X. Theorie der Synthese.

Zahlreiche Auseinandersetzungen gegen die mechanistische Erklärbarkeit des Lebensproblems liegt nun der weitere Irrtum des Vitalismus zugrunde, der Mechanismus verlange die Auflösung, die Zurückführung aller Lebensvorgänge auf die einfachen Gesetze der Chemie und Physik. Man übersieht hierbei völlig, daß damit von der mechanistischen Biologie ungeheuer viel mehr verlangt wird als von Physik und Chemie selbst. Wenn Burt Lewin (1922) auseinandersetzt, daß jeder genetisch, d. h. durch Benutzung eines Entwicklungszusammenhanges definierte Begriff der Biologie sich grundsätzlich unterscheidet von den physikalisch-chemischen Begriffen, so mag das durchaus zutreffen, beweist aber nichts gegen den Mechanismus. Lewin hält es demzufolge für hoffnungslos, Biologie auf Physik dereinst zurückzuführen. Da kommt es ganz darauf an, was er unter diesem „Zurückführen" versteht. Versteht man darunter die Tatsache, daß dieselben Gesetze wie in Chemie und Physik auch im Lebendigen herrschen, so ist das ohne jede Einschränkung richtig. Schließt man aber, daß dieselben Gesetze des Anorganischen schon die Erklärung des Lebensproblems geben können, so ist der Schluß m. E. unhaltbar und keinerlei Postulat des Mechanismus.

Es werden nämlich hier völlig inkommensurable Größen miteinander verglichen. Auch in der anorganischen Natur kann der Mechanismus weder die sämtlichen Grundeigenschaften der Urmaterie, noch die Qualitäten der materiellen Kombinationen „erklären". Es gibt Urphänomene des Seins und der Empfindung, hinter die zurückzugreifen der Naturwissenschaft völlig versagt ist. An dieser Grenze beginnt das Gebiet der Metaphysik, ja die letzten Grundbegriffe der exakten Naturwissenschaft haben vielleicht schon metaphysischen Charakter. Von der mechanistischen Theorie des Lebens verlangen, daß sie das Problem der Form selbst löse, heißt von ihr zugleich verlangen, im Anorganischen das Problem der Qualität aufzulösen. Wenn durch chemische Verbindung von zwei oder mehr Atomen eine neue Verbindung entsteht, so kann niemand die qualitativen Eigenschaften des neuen Körpers voraussagen, oder gar aus der Zusammensetzung „erklären". Die zahlreichen wichtigen Eigenschaften des Wassers lassen sich in gar keiner Weise aus den Qualitäten der Atome O und H ableiten oder berechnen und ebensowenig „erklären", wie die Ureigenschaften, die Urform dieser Elemente selbst.

Überhaupt kann gar nicht scharf genug betont werden, daß der Mechanismus grundsätzlich gegenüber dem Vitalismus mit seinen zweckmäßig d. h. final, willkürlich tätigen Atomgeistern (Entelechien, Archaeus, Lebenskraft usw.) nur die absolute Beständigkeit. ausnahmslose Gesetzmäßigkeit alles Wirkens, alles Geschehens behauptet. „Unter einer mechanistischen Erklärung des Geschehens" sagt Roux 1922, „verstehen wir die Zerlegung in lauter beständiges, also streng gesetzmäßiges Wirken" — und weiter nichts. Hier ganz allein müßten alle ernsthaften Beweise des Vitalismus ansetzen — wovon aber bisher keine Rede ist.

Osw. Schwarz sagt zur Begründung des Vitalismus: „Das Wesen des Geformten, der Gestalt, des Organismus besteht darin, daß Teile so zusammengetreten sind, daß das Produkt Eigenschaften zeigt, die weder den einzelnen Teilen noch ihrer bloßen Summe zukommen; durch die Ordnung ist ein neuer immaterialer Faktor entstanden." Es ist ein großer Irrtum, in diesen Tatsachen das Wesen des Organischen gegenüber dem Anorganischen zu erblicken. Dieser Satz trifft in vollem Maße auch für jede anorganische Formbildung zu! Der Kausalitätsbegriff und die Kausalitätsbetrachtung sind daher für die Lebensvorgänge genau so weit anwendbar und brauchbar wie für die Gebiete des anorganischen Geschehens. Die Grenze der Erkenntnis durch den Kausalitätsbegriff mag man sich eng oder weit denken, auf jeden Fall ist sie für beide Gebiete dieselbe. Wenn also im Lebensproblem mechanistisch unauflösbare Teile vorhanden sind, so liegen solche Teile in der gleichen Weise im Anorganischen vor. Diesen Gedanken hat in etwas anderer Form aber inhaltlich gleicher Weise schon Eugen Albrecht ausgedrückt mit der Feststellung, daß „das Problem der Form, des Verhältnisses von physikalischer Erklärung" zur „erklärten" Lebenserscheinung, von Erklärung zur Erscheinung, Form überhaupt, in dieser Fassung naturwissenschaftlich und mechanistisch unlösbar ist und kein naturwissenschaftliches Problem mehr darstellt.

Aber es kommt noch etwas weiteres hinzu; die fast konstante Vernachlässigung jener — für das Anorganische wie für das Organische ganz gleichmäßig wichtigen — Tatsache, daß nämlich durch die chemische Zusammenfügung zweier Atome oder Moleküle nichts einfach Addiertes, nichts „Summenhaftes" um mit Oswald Schwarz zu reden, sondern ein völlig neuer Körper mit völlig neuen Eigenschaften entsteht. Ist dies schon bei den einfachsten Körpern der Fall, um so mehr muß bei den komplizierten Synthesen mit vollkommen neuen Qualitäten gerechnet werden. Wie diese neuen Qualitäten durchaus eigenartig sind und ganz neue Formen und Gesetze zeigen, so ist auch anzunehmen, daß durch den immer weiter fortschreitenden komplizierteren Aufbau der lebendigen Substanz ganz neue und eigenartige Qualitäten entstehen, die mit den Eigenschaften der Atome in Physik und Chemie nichts zu tun haben, die aber auch dem Mechanismus in keiner Weise widersprechen. Einen ähnlichen Gedankengang der Ablehnung dieser Art von Mechanismus finde ich bei Haldane (1923): Alle Lebensvorgänge sind zwar absolut abhängig von den physikalischen und chemischen Bedingungen der Umwelt — und die bedingungslose Anerkennung diesen Satzes zwingt auch Haldane, den Vitalismus von Driesch abzulehnen — aber deshalb sind die vitalen Vorgänge noch nicht als einfache physikalisch-chemische („mechanische") Vorgänge zu betrachten. „Die spezifischen, physikalisch-chemischen Gestaltungsfaktoren" des Lebendigen, sagt Wilh. Roux (1918 Betriebsseele), „sind vielmal komplizierter als die Faktoren des anorganischen Geschehens."

Diese neuen und eigenartigen Qualitäten der zu immer höherer Komplikation fortschreitenden Materie aufzudecken, wäre im Bereich des Lebendigen die Aufgabe einer synthetischen Biologie, die selbstverständlich trotz ganz neuer und ganz eigenartiger Aufgaben durchaus auf dem Boden mechanistischer Auffassung des Lebens stehen darf und muß.

Stellen wir uns auf den Boden der mechanistischen Erklärbarkeit des Lebendigen, so bedeutet das also weder geistlosen Materialismus noch bedeutet es vor allem Verkennung der ganz besonderen Probleme des Organischen, die sich wesentlich von den einfacheren Problemen der Physik und Chemie unterscheiden. Osk. Hertwig[1]) hat mit Recht betont, daß sich über dem Bau des chemischen Moleküls der Bau der lebenden Substanz als eine weitere, höhere Art von Organisation erhebt und daß es grundsätzlich verkehrt sei, das Höhere aus dem Niederen erschöpfend verstehen zu wollen. Der Vitalismus behauptet, daß die Tatsache solcher Gesetze, die die anorganischen physikochemischen Gesetze „überlagern", die mechanistische Auflösung der Lebensprobleme unmöglich machen. Wir erblicken in einem solchen Schlusse nur eine Verkennung des Problems der Form und der Synthese in Physik, Chemie und Biologie.

Eine solche synthetische Biologie gibt es aber heute erst in den

---

1) Werden d. Organism. S. 41 u. 46.

Anfängen, obwohl doch eigentlich von der Chemie bis zur Erblichkeits-
lehre heute zahllose Tatsachen vorliegen, die beweisen, daß alles qualitativ Neuartige und nicht durch Summierung Erklärbare durch Synthese,
durch Kombination entsteht. Es ist ein fundamentaler Irrtum, anzunehmen, daß der Mechanismus fordere, die neuen Qualitäten eines
synthetischen Gebildes aus der einfachen Summe des Baumaterials
erklären und errechnen zu können. Das ist ebensowenig möglich, als
die Erklärung der Ureigenschaften und Urkräfte aus der Materie.

Schon die Zelle selbst verlangt von uns gebieterisch und unabweisbar
die Annahme der Entstehung ganz neuer qualitativer Eigenschaften
durch die Art der materiellen Synthese. — Ebenso wie die Eigenschaften
des Wassers nicht aus den Eigenschaften der Elemente O und H vorher
zu errechnen oder durch einfache Addition zu bestimmen sind, ebensowenig sind die qualitativ völlig neuen Eigenschaften der Zelle aus der
Struktur ihrer Eiweiß- und anderen Bausteine zu errechnen oder durch
Addition zu bestimmen. Aus dieser Tatsache kann man geradesowenig
den Vitalismus ableiten, wie aus der Tatsache der neuartigen Qualität
des Wassers, des Zuckers oder jeder anderen chemischen Verbindung
im Verhältnis zu den Uratomen.

Nun gehen aber auch die Zellen wieder neue Synthesen ein, bzw.
das Wesen ihrer Synthese bleibt auch bei der Teilung der Eizelle in
Tochterzellen erhalten. Das bisher rein analytische Vorgehen der Anatomie und Embryologie ist schuld daran, daß diese Tatsache ver-
schüttet werden konnte und Platz machte einer Auflösung des Organis-
muß in zahllose Einzelwesen, die nur durch die sehr wenig zutreffende
symbolische Lehre vom Zellenstaat noch einigermaßen zusammen-
gehalten wurden. Will man und muß man überhaupt von organischer
Einheit reden — und an diesem Müssen kann doch kein Zweifel sein —,
so kann man nur sagen, daß die Einheit des erwachsenen, ausdifferenzierten Gesamtorganismus (trotz der Zerlegung in Milliarden von Zellen)
in nichts Wesentlichem der Einheit einer einzelnen Zelle, insbesondere
der befruchteten Eizelle nachsteht. Gewiß ist die Auffassung der Körperzellen als Elementarorganismen richtig, aber diese Elementarorganismen
sind nicht freie Einzelindividuen, sondern in allem und jedem dem Gesamtorganismus unterstellt, sie sind immer und stets nur Teile des
Ganzen, ihr Einzelleben ist überall vom Gesamtorganismus begrenzt
und bestimmt. Gewiß können wir diesen Zusammenhang, diese Abhängigkeit, auch lösen, aber zahlreiche dieser Zellen gehen dann gleich

zugrunde, andere erhalten dadurch ihre Freiheit und können unter günstigen Bedingungen weiterleben[1]).

Aber es ist durchaus möglich, ja m. E. sehr wahrscheinlich, daß die Möglichkeit der Loslösung vom Ganzen auch für manche Zellteile in der Einzelzelle vorliegt. Auch hier machen es zahlreiche Überlegungen und manche Tatsachen sehr wahrscheinlich, daß es auch jenseits des Zellbegriffes noch kleinste Lebenseinheiten „Zellorganellen" gibt, die auch außerhalb der Zelle noch selbständig und vielleicht vermehrungsfähig sein können. Vielleicht wird das Bakteriophagenphänomen von Tower-d'Herelle in diesem Sinne aufgeklärt werden, es deutet jedenfalls sehr vieles darauf hin. Schon hat man auch den Versuch gemacht (Twort 1923), die ultramikroskopischen Virusarten auf durch Zellzerfall frei gewordene „Lebensmoleküle" zurückzuführen. Solche Zellorganellen mögen die niedersten lebenstätigen Gebilde, die Probionten sein, aus denen sich Roux die Zelle zusammengesetzt und aufgebaut denkt (Isoplasson, Autokineon, Automerizon).

Die Einheit des Organismus entspricht also ganz der Einheit der Eizelle. Niemals kann aber diese Einheit in ihren Grundzügen mit der Einheit eines Staates verglichen werden Das Bild vom Zellenstaate gibt daher nur einen sehr oberflächlichen Vergleich. Die Einheit des Körpers ist eine fundamental andere, organische, unabänderliche, eine materielle und funktionelle, die nicht geringer ist, als die Einheit der Eizelle. Wir sahen schon früher, daß die Einheit sich gründet auf die Einheit des Stoffwechsels und hierin wahrscheinlich ihre wesentliche Grundlage besitzt. Schließlich sind aber auch alle Organe nur Ergebnisse der Differenzierung der präformierten Anlagen der Eizelle, und es ist durchaus denkbar, daß diese Differenzierungen auch in ihrem zellularen Aufbau nur eine andere Form der spezifischen Einheit und Struktur der Eizelle darstellen (daher auch nur so wenige Möglichkeiten der Parallelinduktion bieten). Ich erinnere nochmals an den früher analysierten Vergleich zwischen Eizelle — Körper und Raketenpatrone — Raketenlichtbild. Zudem dienen eine Reihe von Organen in erster Linie dieser Einheit des Gesamtorganismus, wie das Gefäßsystem und das Nervensystem. Die Einheit des Stoffwechsels kommt zum Ausdruck

---

[1]) Verliert aber die Einzelzelle im Körper selbst jenen organischen Zusammenhang, jene innere Abhängigkeit zum und vom Gesamtorganismus, so haben wir die Geschwulstbildung vor uns, wie früher schon in anderem Zusammenhang auseinandergesetzt wurde.

in der Lehre von der inneren Sekretion, die nichts weiter besagt, als daß
der Stoffwechsel jeder einzelnen Zelle organisch in den Gesamtstoff-
wechsel eingefügt ist und zahlreiche Wirkungen an den entferntesten
Stellen des Körpers hervorruft, und endlich wissen wir neuerdings durch
O. Loewi, daß sogar die einzelnen tätigen Nerven in verschiedener
Weise chemische Wirkungen auf den Gesamtkörper ausüben können.
Kurz, wir haben wirklich schon Anhaltspunkte in Fülle, die uns auch die
Einheit des Organismus einer mechanistischen Ausdeutung zugänglich
machen. Dazu kommt, daß in den Erbfaktoren (Gene, Iden), mag man
damit nun einen substantiellen oder einen funktionell-energetischen
Begriff verbinden, uns eine bereits in hohem Maße experimentell fest
begründete Theorie gegeben ist, die uns über die Zwischenstufen der
zellularen Differenzierung hinweg die Synthese zur Ganzheit des
Organismus, der Person, der Individualität verständlich macht.

Nach alledem erscheint es mir als eine viel zu enge und einseitige
Auslegung der Zellulartheorie, wenn man behauptet, daß die Einheit
des Organismus, der Person aus der zellularen Struktur des Organismus
nicht zu verstehen sei. Zu dieser Auffassung muß kommen, wer die
Zelle als das einzige Strukturprinzip der lebenden Materie und die
Körperzelle als ganz selbständigen Elementarorganismus ansieht.
Beides trifft nicht zu, ist aber auch kein Postulat der Zellulartheorie.
Schon die Eizelle selbst enthält weitere „Strukturprinzipien", die sie
in den Grundzügen auch auf den ausdifferenzierten Organismus im
Ganzen überträgt und die trotz der zellularen Aufteilung in der Ganzheit des Körpers ungeschwächt und in der gleichen Korrelation weiter-
wirken. Diese Tatsachen sind gewiß mechanistisch schwerer erfaß-
bar und nachweisbar, aber die Totalität des lebendigen Organismus
ist ebenso unbestreitbar wie seine Teilung in (unselbständige) Elementarorganismen und Zellen.

Die Übertragung der Ganzheit der Eizelle auf ihre Nachkommen
geschieht durch die Erbfaktoren und die Einheit des Stoffwechsels,
also Strukturprinzipien, die in keiner Weise im Gegensatz zur Zellulartheorie stehen, wohl aber unbedingt notwendige Ergänzungen, vielleicht,
besser gesagt, Ausbauten derselben darstellen. Wir müssen uns Fr.
Kraus (1919) in dem Punkte völlig anschließen, daß das Ganze den
Körper reguliert und in jedem Teile wirksam ist, daß auch die Einheit
des Organismus keine bloße Abstraktion ist. Dagegen ist es verfehlt,
aus diesen Tatsachen Angriffe auf die Zellulartheorie und Zellular-

pathologie abzuleiten (Kraus, Rössle, Hueck), statt nach den mechanistischen Unterlagen dieser ganz unbestreitbaren Einheit und Ganzheit des Organismus zu suchen. Allerdings für den Vitalismus existieren diese Probleme nicht, er ist zufrieden, den teleologischen Charakter irgendwelcher Lebensvorgänge in Form von „Gemeinschaftshandlungen" auch in der Pathologie aufgedeckt zu haben und glaubt damit auch die Zellularpathologie als Grundlage der Krankheitslehre beseitigen oder mindestens auf einen sehr bescheideneren Platz stellen zu können.

Soweit solche Betrachtungen neue Anregungen geben und nicht schon im Anfang in der vitalistischen Forschungsbarrikade stecken bleiben, wird man sie entsprechend dem früher über den heuristischen Wert der Teleologie in Medizin und Pathologie Gesagten begrüßen können, aber nur in der klaren Erkenntnis, daß auch „das Ganze", die „Einheit der Person", uns vor die Aufgabe mechanistischer Auflösung und Erklärung stellt. Nun habe ich schon betont, daß wir im mechanistischen Verständnis der Einheit des Organismus schon wesentlich weiter wären, wenn wir außer der rein analytischen auch eine synthetische Morphologie und Embryologie besitzen würden. Dann würde der Vitalismus nicht immer wieder die tatsächliche, durch die analytische Morphologie so karrikaturistisch auseinandergerissene lebendige Totalität des tierischen Körpers als stärksten Beweis für seine Lehren anführen können. Die Einheit des Körpers ist die Folge der Einheit der Eizelle, sie ist begründet auf der lebendigen Synthese der Zellfamilien in der Entwicklung zu neuen, niederen und höheren Einheiten, die zusammen die mechanistische Grundlage der Einheit des Ganzen darstellen.

Die ersten Ansätze zur synthetischen Biologie sehe ich in Roux's Entwicklungsmechanik. Hier baut sich schon die Zelle zu einer Einheit aus den Probionten auf und die mechanistische Aufklärung des Zusammenarbeitens der einzelnen Teile des Organismus zum Ganzen und in der Entwicklung hat Roux schon frühzeitig als eine der Hauptaufgaben der Entwicklungsmechanik bezeichnet. Eine Synthese des Organismus aus seinen Teilsystemen hat dann unter Ablehnung des Vitalismus M. Heidenhain versucht, auf dessen bedeutungsvolle Arbeiten wir gleich näher eingehen müssen.

Die Annahme, die Einheit des Organismus sei nichts wesentlich anderes als die Einheit der befruchteten Eizelle, in der alle wesentlichen Differenzierungen präformiert seien, läßt sich auch dadurch stützen, daß es wenigstens unter den Pflanzen Organismen gibt, die aus einer Zelle ohne Zellteilung die Organe des Organismus entwickeln. Es ist das die Schlauchalge *Caulerpa*, die ohne jede zellige Gliederung Stengel, Wurzeln und Blätter bildet. Hier besteht also die Korrelation der wesentlich verschiedenen Teile des Körpers innerhalb einer Zelle. Bei der embryonalen Entwicklung mit Zellteilung verwandelt sich diese Korrelation innerhalb der Zelle in eine Korrelation unter den Zellen selbst, in die der Körper durch Zellteilung zerlegt wurde. Es besteht eben die Korrelation im Körper im wesentlichen weiter, wie sie als Kernplasmarelation (Hertwig) für die allergröbsten Beziehungen der Hauptbestandteile der Zelle schon seit langer Zeit bekannt ist. „Wir sind also", sagt Heidenhain 1923, „der Meinung, daß die Syntonie zellularer Gewebe aus dem Wechselverhältnis zwischen Kern und Protoplasma hervorgeht und trotz der Zellenteilung in der Totalität des sich durchfurchenden Keimes oder der geweblichen Systeme bestehen bleibt." Die Teilung der Eizelle in selbständigere Einzelzellen hat dazu verführt, anzunehmen, daß die Korrelation zwischen den einzelnen Zellen des Körpers geringer wäre als vordem zwischen den Teilen der Eizelle. Das ist aber ein durch die tatsächliche Beobachtung der Einheit des Organismus widerlegter Schluß: Die einzelnen Teile des Körpers mögen durch die Zellteilung in mancher Hinsicht selbständiger und lebensfähiger geworden sein, es steht nichts im Wege, anzunehmen, daß ihre Korrelation untereinderan im Wesen dieselbe wie in der Eizelle geblieben ist. Teleologisch betrachtet, könnte so die Zellteilung gerade im Dienste des Ganzen stehen, ohne an der Innigkeit der Korrelation etwas zu ändern. Der Keim eines Geschöpfes wird also durch die Zellteilung nicht „geteilt", sondern geht nur in ein — gleich einheitliches — System von höherer Komplikation über . . . . und „ist auf jedem Stadium der Ontogenese eine in sich geschlossene Totalität" (M. Heidenhain 1923).

Wenn Sauerstoff und Wasserstoff sich verbinden, so entsteht keine Summe der Eigenschaften beider Atome, sondern etwas qualitativ völlig Neues, das Wasser. Wenn die Bausteine der Zelle zusammentreten, so entsteht etwas qualitativ völlig Neues, die lebendige Zelle. Aber auch Zellen können zu Systemen zusammentreten und so etwas Neues bilden. Wesentliche Aufklärung verdanken wir hier M. Heidenhain (1921), der an der Entwicklung der Speicheldrüsen die Bedeutung der Histosysteme, Teilkörperchen, für die Entwicklung des Organismus gezeigt und damit der synthetischen Biologie neue Wege gewiesen hat. Die Teilkörperchen sind Zellkomplexe, die sich einheitlich durch Faltung und Spaltung weiterteilen und durch ihre Teilungen gleich bei der Entstehung schon typisch geformte und zusammengesetzte Tochtergebilde (Papillen, Zotten, Drüsenbeeren usw.) erzeugen. Daraus ergibt sich, daß die Teilkörperchen, die Adenomeren, also vielzellige Drüsenteile, Einheiten, Histosysteme sind, zumal Heidenhain zeigen konnte, daß sie, monozellular entstanden, sich durch Teilung fortpflanzen und ihre Differenzierung örtlich ausgelöst wird (histodynamische Erregungswellen), wobei die Differenzierung der Einzelzellen, ihr Schicksal, eine „Funktion des Ortes im System" ist. Daraus ersehen wir, was vorhin schon für den Gesamtkörper erschlossen wurde, gilt auch für seine Teile: Auch die elementaren Formbestandteile sind kein Mosaik gleicher unabhängiger Zellen, kein Aggregat von Zellen, sondern geschlossene Systeme von verschiedener Größenordnung. Es handelt sich also auch nicht um Summation von Einzelleistungen, sondern um Gemeinschaftshandlungen ganzer Histosysteme. — Alles entsteht also bei der Ausdifferenzierung des Körpers durch Teilung nicht völlig selbständiger Einzelzellen, sondern durch Teilung abhängiger, korrelativ verknüpfter lebendiger Systeme und „Synthese der Formwerte in aufsteigenden Ordnungen". Der Körper ist also „weder im Ganzen noch in den Teilen eine Summe oder ein Aggregat von Zellen (und anderen Strukturbestandteilen). Er setzt sich zusammen aus genetischen Systemen oder Formwerten niederer und höherer Ordnung, von denen die letzteren die ersteren in sich einschließen (Ineinanderschachtelung oder Enkapsis)" (Heidenhain 1923). Also auch das einzelne Körperorgan ist kein einfaches Zellaggregat, sondern ein System, dem ein gewisser Grad von Einheit und Selbständigkeit zukommt. Mit diesem Ergebnis stimmen sehr gut experimentelle Ergebnisse von Thompson (1914) und A. Fischer (1922) überein, die an Gewebszüchtungen sich ergaben: Unverletzte embryonale Organe wachsen als Ganzes, „als ob sie sich noch im Körper befinden". Werden aber nur Teile des Organs, also herausgelöste Zellen, ausgepflanzt, so tritt hemmungsloses Wachstum ein.

Aber jene Synthese der bei der embryonalen Entwicklung sich bildenden Gewebssysteme ergibt auch hier keine einfache Summe der einzelnen Zelleigenschaften, sondern kann, wie an dem Beispiel der anorganischen Synthesen klar zu zeigen ist, auch hier etwas qualitativ Neues schaffen. Es erfolgt die Neuschöpfung von Formwerten niederer,

dann höherer Ordnung und endlich die Synthese des Gesamtkörpers.
Ich glaube, daß auch Heidenhain ähnliches annimmt. Er schreibt
(1921): „Das Mittel der Zellvereinigung und ihrer Subsumption unter
eine übergeordnete Form ist aber in unserem Sinne die embryodynami-
sche Synthese; durch diese bildet sich ein System oberer Ordnung,
welches Träger der Gesamtgestalt ist. Diese letztere fasse ich als etwas
Neues auf, welches durch einen wahrhaft schöpferischen Akt der
Natur in die Erscheinung getreten ist." Alle solche „schöpferischen
Akte" der Natur sind an Synthesen geknüpft. Die typischen Gestaltungen des Lebens sind demgemäß von den Arten der Synthese abhängig,
und zwar sowohl in der Totalität des Geschöpfes wie in den Organen
und einzelnen Teilen, in der Zelle selbst und sogar im Bereiche der
protoplasmatischen Strukturbestandteile. Heidenhain nennt das Zusammenwirken der Zellen und Organe zu einer höheren Einheit Syntonie; sie ist „in der anorganischen Natur nicht vorhanden; sie ist vor-
stellbar als eine Naturkraft, welche aus der spezifischen Organisation
der lebendigen Materie heraus sich entwickelt". Das entspricht völlig
unserer früher entwickelten Auffassung von der mechanistischen Grundlage der Einheit der Zelle wie des Organismus.

Es ist nach alledem ein grundsätzlicher Fehlschluß, anzunehmen,
daß in dem Auftreten ganz neuer Qualitäten bei der Synthese im Reiche
des Lebendigen ein Beweis des Vitalismus liege und daß diese eigenen
neuen Gesetze nicht mechanistischer Art seien.

Wie die chemische Synthese der Atome Körper mit ganz neuen
Eigenschaften erzeugt, so erzeugt die Synthese des Lebendigen in fortschreitender Komplikation immer höhere neue Qualitäten und Ordnungen bis herauf zur neuen Qualität des Psychischen, der Seele.

In dieser Synthese sehen wir die wahrhaft schöpferische Tat der
Natur; hierin könnte das liegen, was Bergson die évolution créatrice nennt, nur daß wir eine absolute Freiheit, einen dieu qui se fait,
darin nicht erblicken, sondern auch hier den Zwang des Werdens aus
der Synthese annehmen.

Mit der Verwerfung des Vitalismus brauchen wir also nicht die
besonderen Probleme des Lebendigen irgendwie zu verkennen oder
herabzusetzen, im Gegenteil. Auch Driesch[1]) betont, daß der mechanistischen Theorie sich ganz besondere Lebensprobleme darbieten. Er
schreibt: „So würde also selbst auf Grundlage der Maschinentheorie der

---

[1]) Phil. d. Org. Bd. 1, S. 355. 1909.

Formbildung das Suchen nach einem wahrhaft dynamisch teleologischen oder entelechialen Faktor zu einer wissenschaftlichen Aufgabe geworden sein — zu einer niemals endigenden Aufgabe vielleicht." Wenn wir statt „teleologischen oder entelechialen Faktor" setzen: „Grundlagen der Einheit, Individualität und Bildungsgesetze des Organismus", so können wir uns mit diesem Satze durchaus einverstanden erklären. Hier ist die besondere Aufgabe der Lehre vom Leben auch auf dem Boden der mechanistischen Theorie anerkannt. Es kann deshalb auch keine Rede davon sein, daß die mechanistische Auffassung des Lebensproblems ein „karrikaturisch zeichnender Versuch sei, Lebensprozesse in die Dimensionen physikalisch-chemischer Gleichungen zu transponieren" (Kuczynski 1923).

XI. Körper und Geist.

Zum Schluß aber darf ein Problem hier nicht unerörtert bleiben, das bisher mit Absicht übergangen wurde, das Verhältnis von Körper und Geist.

Die Tatsache des Bewußtseins und der geistigen Tätigkeit ist für viele der stärkste „Beweis" der Unmöglichkeit mechanistischer Auffassung der Lebensvorgänge. Manche gehen so weit, gegenüber dem Mechanismus sogar den Beweis der Tatsächlichkeit des Bewußtseins, des Geistes, der Seele anzutreten, weil sie glauben, mit dem Nachweis dieser Tatsächlichkeit schon der mechanistischen Grundanschauung den Todesstoß versetzt zu haben. Rich. Koch sieht in der Überzeugung von der Tatsächlichkeit des Geistes und des freien Willens schon den absoluten Beweis seines Vitalismus oder psychistischen Materialismus. „Wenn", schreibt er, „diese Überzeugung (nämlich der Tatsächlichkeit des Geistes) nicht vorhanden ist, bleibt für jede verursachte Erscheinung am Lebendigen die Möglichkeit einer mechanischen Deutung offen, sie mag vorläufig so unerreichbar sein wie möglich. Bei den Erscheinungen, die ohne Bewußtsein verlaufen, ist die ausschließlich mechanische Deutung verhältnismäßig am einleuchtendsten, bei allen Erscheinungen mit irgend etwas Bewußtem kann sie nie einleuchtend sein. Alles, was wir vom Glauben früherer Generationen seither als Aberglauben erkannt haben . . . all das ist eigentlich nicht weniger glaubhaft, als die Lehre von der Mechanik des Seelischen. Die Überzeugung von der Freiheit des Willens mußte den unwissenschaftlichen Irrglauben schließlich beseitigen."

Man findet nicht selten die Unterstellung, daß der Mechanismus die Tatsächlichkeit des Geistes bestreite oder bestreiten müsse. Solche Schlüsse sind ebenso zwingend, wie die Anschauung, daß die mechanistische Theorie zum krassen Materialismus, zur Verwerfung von Ethik und Moral führen müsse. Es lohnt sich nicht, solches zu widerlegen. Und die geistige Tätigkeit ist ebenso Wirklichkeit wie die chemische oder physikalische „Energie" eines Atoms, die ich auch nicht unmittelbar, sondern erst aus ihren Wirkungen erkennen kann.

Anders liegt es mit der Freiheit des Willens, auf der Koch seine ganze Beweisführung letzten Endes aufbaut: „Die Erneuerung der Überzeugung von der Wirklichkeit des Geistes ist eine Folge der Erneuerung vom freien Willen .... der hier Axiom ist, hinter den nicht zurückgegriffen wird."

Ich kann natürlich an dieser Stelle nicht das Problem der Freiheit des Willens erörtern, selbst wenn ich mich für zuständig zu dieser Erörterung halten würde, aber auf wie schwachem, schwankendem Boden dieser Vitalismus und Psychismus Rich. Kochs steht, geht wohl am besten daraus hervor, daß der bedeutendste Vertreter des modernen Vitalismus, Hans Driesch, mit unerbittlicher Konsequenz gezeigt hat[1]), daß das Problem von der Freiheit des Willens ein reines Scheinproblem ist. Mit der Anerkennung dieser Beweisführung von Hans Driesch würde also die Grundlage des Kochschen Psychismus zusammenbrechen.

Nun macht sich m. E. Koch die Lösung des Problems Körper und Geist dadurch sehr leicht, daß er auf die alte Idee des Panpsychismus zurückgreift, und einfach hinter jedes materielle Gebilde bis zum Atom herunter den Geist stellt. „Es bleibt", schreibt er, „nur übrig, daß die ganze Materie in ihrer fiktiven Atomisierung mit unseren fiktiven Teilsymbolen behaftet ist und das Geistige ein Bestandteil der Materie ist wie das Körperliche auch." „Auch dem Staub", meint er, „in den ein Lebendiges zerfallen ist, bleibt das Leben ungemindert, es tritt nur nicht in die Erscheinung." Wäre diese Vorstellung der „Atomgeister", wie Koch selbst sich ausdrückt, richtig, nun dann wäre ja weder das Bewußtsein, noch die geistige Tätigkeit des Gehirns, noch das Leben ein besonderes Problem, dann wäre natürlich der Mechanismus (wieder einmal möchte ich sagen) wesentlich reicher an Problemen und Fragestellungen, denn für ihn liegen hier ganz besondere Rätsel vor.

---

[1]) Vortrag in der Frankfurter Gesellschaft für Handel, Industrie und Wissenschaft 1921.

Zudem könnte man einen gleichen unbekannten Faktor durch die ganzen biologischen Fragestellungen mitschleppen, den wir gerade deshalb ohne Schaden vernachlässigen könnten, aber schon der größere Reichtum an Fragestellungen gibt hier ohne weiteres im Sinne von Wissenschaft und fortschreitender Vertiefung unserer Erkenntnis dem Mechanismus m. E. den Vorrang — wir kommen darauf noch zurück.

Zudem ist der Kochsche Psychismus nur eine Scheinerklärung. Daß die geistige Tätigkeit, daß das Bewußtsein etwas Besonderes ist, gerade das übersieht er. Und an dieser Tatsache müssen wir durchaus festhalten. Es ist rein willkürlich, jedem Atom Geist und Bewußtsein zuzuerkennen, ja es ist nicht nur durchaus unbewiesen, sondern sogar im höchsten Grade unwahrscheinlich, daß Leben stets mit Bewußtsein und Geistigem verknüpft sei.

Wenn wir auch wissen, daß die ganze Natur durchsetzt ist von Erscheinungen, für die uns die Sinne fehlen, so müssen wir uns doch, wollen wir nicht jede Grundlage und jedwede Fortschrittsmöglichkeit verlieren, als Naturwissenschaftler an das Nachweisbare halten und da deutet nichts darauf hin, daß in einer Pflanze z. B. Bewußtsein oder geistige Tätigkeit vorhanden seien. Äußerungen dieser Art sehen wir ausnahmslos nur dann im Reiche des Lebens auftreten, wenn ein Nervensystem zur Entwicklung kommt. Und so bleibt der Schluß für uns aus zahllosen Beobachtungen ganz unabweisbar, daß alles Bewußtsein, alles Geistige im engeren Sinne in irgendeiner Weise an Existenz und Tätigkeit des Nervensystems geknüpft ist. Selbstverständlich soll und kann damit nicht gesagt sein, daß das Geistige sich nicht letzten Endes aus einer immanenten Eigenschaft alles Lebendigen entwickelt und aufbaut, diese Eigenschaft erblicke ich schon in der „Reizbarkeit" jeder lebendigen Substanz. Aber das, was wir eigentlich Psyche nennen, insbesondere Bewußtsein, läßt sich doch in der Reihe der Organismen immer erst dann nachweisen, wenn — durch immer höhere Synthese des Reizbaren, würde ich sagen — ein Nervensystem auftritt.

Driesch (1911) hat darauf hingewiesen, daß das Vorhandensein des Gedächtnisses „oder in objektiver Sprache, einer historisch gewordenen Reaktionsbasis" schon bei den niedersten Gruppen des Tierreiches, sogar bei den Protozoen, nachgewiesen sei. Aber das können wir noch nicht Gedächtnis im psychischen Sinne, sondern höchstens mnemische Erregungen und Engrammbildung im Sinne Semons nennen. Gewiß baut sich darauf gerade nach den hier vertretenen Anschauungen in fort-

schreitender, immer komplizierterer Synthese schließlich die Psyche
auf, aber von einer solchen können wir — ohne an irgendeinem Punkte
eine scharfe Grenze annehmen zu wollen — doch erst dann sprechen,
wenn wir als Äußerungen eines primitiven Eigenbewußtseins Zweckhandlungen erkennen können. „Zweckhandlungen" aber, schreibt
Jensen mit Recht, „finden wir nur dort, wo ein entwickeltes Nervensystem vorhanden ist, ohne welches erfahrungsgemäß Zweckfaktoren
nicht vorkommen. Will man, entgegen der Erfahrung, auch in solchen
Fällen Zweckfaktoren annehmen, wo ein Nervensystem fehlt, so ver-
fällt man in völlige Willkür, für die dann keine Grenze mehr besteht.
Von einem derartigen Standpunkt aus wäre es dann erlaubt, jedes noch
nicht aufgefundene Glied eines sonst streng gesetzmäßigen Zusammen-
hangs beliebig durch Zweckfaktoren zu ersetzen."

Für Koch dagegen steht das Geistige als eine besondere Kraft hinter
der Materie, sie überall dirigierend und leitend. „Das Spiel des Geistes
ist dem der Kräfte übergeordnet." Der Geist soll die Ganglienzellen
nur zu seinen Zwecken „benutzen", und wo einmal die Äußerungen
dieses „Geistes" recht eigenartige werden, da ist er selbst in keiner
Weise verändert, sondern nur durch die minderwertige (geschädigte)
Materie am richtigen Gebrauch derselben gehindert: „Wenn Gehirn
oder Organe .... geschädigt, wenn sie vergiftet, verletzt, ungenügend er-
nährt werden, kann der Geist nur ungeeignete Strukturelemente be-
wegen. Diese Zustände werden in Sätzen ausgedrückt, wie „ich kann
nicht mehr, wie ich will" oder „ich kenne mich selbst nicht mehr".
So ist auch an der Seele des Paralytischen und des greisenhaft Verblöde-
ten nichts verändert, sondern nur gehemmt und an Wahrnehmung und
Äußerung verhindert." Es wird uns nicht wundern, daß ganz ähnliche
Bilder auch bei H. Driesch besonders in seinen früheren Schriften
auftreten. Er schreibt (1903): „Wollen wir also für das bei Handlungen
Reaktionsbestimmende das Wort Objektalpsychoid in klar definierter
Form einführen, so können wir über sein Verhältnis zum Hirn höchstens
bildlich sagen: Das Gehirn ist das Klavier, auf dem das Objektalpsychoid
spielt."

Einer solchen Vorstellung müssen wir grundsätzlich dasselbe ent-
gegenhalten, wie der Behauptung der Zweck- und Zielstrebigkeit alles
lebendigen Geschehens. Die Tatsache, daß auch völlig zweckwidriges
lebendiges Geschehen nachweisbar ist, widerlegte uns die Entelechie.
Bliebe der Geist selbst bei materieller Schädigung der Ganglienzellen

intakt, so wären wohl Defekte, Hemmungen in Wahrnehmung und Äußerung denkbar, nicht aber schwerste, wenn ich so sagen darf, aktive Störungen in Denkablauf und Umkehrungen des Charakters selbst. Solche Störungen, Sinnlosigkeiten des Denkablaufs, schwerste Charakterveränderungen sehen wir aber bei zahlreichen mechanischen und toxischen Läsionen des Gehirns — genau so, wie es die mechanistische Auffassung erwarten läßt. Der durch Zerstörung der Brocaschen Hirnwindung aphasisch Gewordene ist nicht nur in der Äußerung seiner Gedanken behindert, er hat auch jede Denkfähigkeit, jede Möglichkeit der Abstraktion z. B. verloren.

Goldstein (1923) bezeichnet als das Wesentliche der psychischen Störung bei Stirnhirnverletzungen das Versagen der Fähigkeit, das Wesentliche eines Erlebnisses zu erfassen. „Bei der Auffassung versagt der Patient, wenn es sich darum handelt, den Sinn einer ganzen Situation zu erfassen, bei Gefühlsregungen, wenn diese der Gesamtsituation adäquat sein sollen, bei einer Handlung, wenn sie durch die ganze Situation bestimmt sein und in ihrem Ablauf einen bestimmten Sinn repräsentieren soll usw. Dieses richtige Hervortreten des Wesentlichen einer Situation, eines Vorganges, gewissermaßen als allein wichtige, bestimmende „Figur" gegenüber dem mehr indifferenten „Hintergrund", ist beim Stirnhirnkranken beeinträchtigt. Deshalb versagt er bei allen Leistungen, bei denen dies Voraussetzung des Gelingens ist. Deshalb muß er bei jeder Wahl versagen, weil, um diese richtig auszuführen, das Überschauen der ganzen Situation und das Herausfinden des Wesentlichen, das eben gewählt werden soll, notwendig ist; aus demselben Grunde, wenn während des Ablaufes einer Leistung — entsprechend Änderungen der Situation — die Anforderungen dauernd wechseln und immer wieder neue Einstellungen auf neu hervortretende wesentliche Momente notwendig werden."

Oder nehmen wir die Ergebnisse der experimentellen Untersuchungen von Carlo Ceni (1922) über das Gehirn und die Funktionen der Mutterschaft: „Wenn die Verletzung die hintere Großhirnhälfte trifft, nämlich die bedeutendsten sensoriellen Zentren, bleibt der mütterliche Impuls fast unverändert oder verschwindet höchstens langsam und nur vorübergehend, je nach der Größe der zerstörten Hirnrinde. Wenn aber die Verletzung die vordere Hirnhälfte betrifft, besonders den vordersten Teil des Stirnlappens, so verschwindet der mütterliche Instinkt bald und verändert sich in eine wahre Abneigung gegen die Nachkommen;

die Mutter wird eine Verbrecherin: Sie weigert sich, diese zu säugen, haßt dieselben und ist fähig, sie zu töten." Die Fesselung rein psychischer Vorgänge an die Struktur des Gehirns, an die Materie, ist zu eng, zu streng, als daß man hier noch eine selbständige, über der Struktur stehende Psyche, ein dirigierendes Objektalpsychoid annehmen könnte. Jede solche Erklärung ist m. E. Willkür.

Man tut einfach den Tatsachen die gröbste Gewalt an, wenn man hier das Gehirn nur als das Werkzeug des übergeordneten Geistes ansieht. Die ungeheuren Unterschiede in den geistigen Funktionen und Fähigkeiten der Klassen, Arten und Individuen im Reiche des Lebendigen sind bei der mechanistischen Auffassung selbstverständlich, ja ein direktes Postulat dieser Auffassung. Diese Konstruktion der Autonomie und Übergeordnetheit des Geistes nach Kochscher Auffassung macht auf mich denselben Eindruck wie die Erklärung, der Genius der Pianisten sei stets und überall derselbe. Wenn sie trotzdem in verschiedener Weise Musik zu Gehör brächten, so läge das nur an den verschiedenen und oft lädierten und verstimmten Klavierinstrumenten. In Wirklichkeit wird der große Künstler auf einem schlechten Instrument noch größere Wirkungen erzielen, als der Stümper auf dem größten Kunstwerk des Pianobaues.

Sehen wir also — und an dieser Tatsache ist nicht zu zweifeln — jede geistige Leistung und Tätigkeit untrennbar an die Tätigkeit des Zentralnervensystems geknüpft, so kann dieses System nicht das Instrument eines Geistes sein, sondern seine Tätigkeit muß identisch mit dem sein, was wir Geist nennen. Zudem sehen wir, daß die geistige Tätigkeit ganz denselben allgemeinen Gesetzen jeder Organfunktion in absoluter Abhängigkeit von Sauerstoffzufuhr und Kreislauf, in Ermüdbarkeit und Leistungsfähigkeit unterworfen ist. Entweder es steht die Funktion als ordnende Entelechie, als beherrschendes und leitendes Impulssystem hinter jeder materiellen Struktur bis herab zur Dampfmaschine oder sie ist das zwangsläufige Ergebnis der Kräfte und Kraftsynthesen der „typischen chemisch-physikalischen Spezifitätskombinationen" bis herauf zum Gehirn.

Aber mit alledem, auch wenn diese Schlüsse als einwandfrei anerkannt werden sollten, wissen wir noch nichts darüber, wie denn die Ganglienzellen, grob gesprochen, Gedanken, Bewußtsein, Geist produzieren können. Das ist natürlich in dieser Form eine unmögliche Vorstellung, und die Beziehung der Materie zur Psyche ist überhaupt etwas

Gegebenes, das nicht naturwissenschaftlich „erklärt" werden kann. „Nehmen wir selbst an," schreibt Weismann (1913, S. 337), „es gelänge, den bloßen Chemismus des Lebens zu verstehen, was ja nicht undenkbar ist, ich meine das Perpetuum mobile der Dissimilation und Assimilation, so blieben die sogenannten ‚animalen' Funktionen der lebenden Substanz immer noch ungelöst zurück: Empfinden, Wollen, Denken. Wir begreifen gut, wie die Niere Harn absondert, oder die Leber Galle, wir können auch — einmal die Reizbarkeit der lebendigen Substanz vorausgesetzt — uns vorstellen, wie ein Empfindungsreiz, durch die Nerven nach dem Gehirn geleitet, durch gewisse Reflexbahnen auf motorische Nerven übertragen wird und in den Muskeln Bewegung auslöst; wie aber gewisse Gehirnelemente durch ihre Tätigkeit einen Gedanken hervorbringen können, ein mit allem Materiellen Unvergleichbares, das dennoch imstande ist, auf die materiellen Teile unseres Körpers zurückzuwirken und als Wille Bewegung auszulösen — das mühen wir uns vergeblich ab, zu begreifen. . . . . Der Materialismus hat deshalb wohl ein Recht, Gehirn und Denken mit Niere und Harn zu parallelisieren, aber begriffen haben wir das Zustandekommen des Denkens und Wollens damit nicht."

Zunächst ist der Begriff des Bewußtseins, des Geistes, ebenso eine Abstraktion, wie der Begriff der Kraft, der Energie und daher auch nicht materiell faßbar, „erklärbar". Darum ist es auch grundsätzlich falsch, seine „Erklärung" aus dem Materiellen zu fordern. Gerade die Vermischung unvergleichbarer Dinge und Betrachtungsweisen muß logischen Unsinn ergeben.

Für die anderen Eigenschaften der Materie, für den — wie wir heute wissen — unendlich komplizierten Bau eines Metallatoms, ja eines Elektrons, gibt es und kann es keine „Erklärung" geben. Die Kräfte, Energien, Affinitäten eines Chloratoms können wir ebensowenig „erklären" als die Tatsache, daß geistige Tätigkeit der Ausfluß einer Ganglienzelltätigkeit ist. „Für wirkliche Dinge gibt es keine eigentliche Definition, sondern nur Beschreibungen, die mehr oder weniger erschöpfend sind. Da somit die Definitionen immer unvollständig und einseitig sind, sind sie das beste Mittel, mit richtiger Logik falsche Konsequenzen zu ziehen"[1]).

Erklärungen in dem Sinne, daß wir etwas geben könnten, was über

---

[1]) E. Bleuler: Biologische Psychologie, Zeitschr. f. d. ges. Neurologie u. Psychiatrie. Bd. 83, S. 571. 1923.

die Erscheinungen hinausgeht, gibt es in der Naturwissenschaft nicht.
Wir können nur bis auf die Grundbegriffe zurückgehen, und es läßt sich
behaupten, daß diese naturwissenschaftlichen Grundbegriffe (Elektron,
Energie, Masse) schon metaphysischen Charakter haben. Ihre Berechtigung erweisen diese Grundbegriffe der Physik letzten Endes nur
durch den Erfolg. Die Atomistik allein hat uns bisher nicht nur neue
und tiefere Einblicke in die Welt der Naturerscheinungen gegeben,
sondern auch immer neue Wege zur Beherrschung der Natur gezeigt.

Wie es keine Funktion ohne Materie, keine funktionelle Störung
ohne Änderung des Substrats gibt und geben kann, ebensowenig gibt
es „Geist" ohne materielles Geschehen, ohne die anatomischen und
physiologischen Grundlagen des Nervensystems. Ebenso wie der Bau
der Materie die Energien und Eigenschaften des Chloratoms bestimmt,
in einer unerklärbaren Weise festlegt, ebenso steht gar nichts
im Wege anzunehmen, daß bei bestimmten materiellen Vorgängen der
Ganglienzellen — für uns ebenfalls unerklärbar — das entsteht, was wir
Geist, Seele, Psyche, besser geistige Vorgänge nennen. Die Tatsachen
zwingen uns eben zu dieser Annahme.

Den Hauptgrund, weshalb man bisher die Unerklärbarkeit der
geistigen Tätigkeit als einer Funktion der Ganglienzellen behauptete,
erblicke ich demnach in der grundsätzlich falschen Einstellung gegenüber den Erklärungsmöglichkeiten der Physik überhaupt. Kausalitäts-
prinzip und Physik gehen aus von einer zählbaren Welt, also einer
mathematischen Abstraktion. Das Qualitative aber ist nicht zählbar,
nicht summenhaft, es liegt daher auch in den einfachsten physikalischen
und chemischen Phänomenen bereits außerhalb naturwissenschaftlicher
Erklärbarkeit. Zu ganz der gleichen Schlußfolgerung ist auf rein
philosophischem Wege Heinr. Rickert gekommen, und es scheint
mir eine begrüßenswerte Bekräftigung meiner Schlüsse zu sein, daß
folgerichtig auch der Philosoph hier zu dem gleichen Ergebnis kommt,
daß nämlich keinerlei grundsätzliche Bedenken der Annahme einer
direkten Abhängigkeit der Psyche von der Gehirntätigkeit, der Annahme also einer psychophysischen Kausalität entgegenstehen. „Solange es", schreibt Rickert (1900), „vielmehr Biologie und Chemie
gibt, werden diese Wissenschaften es auch mit Qualitäten zu tun haben,
und keine denkbare Vollendung der allgemeinsten Körpertheorie kann
diese qualitativen Begriffe aufheben. Wenn also nicht einmal jede
naturwissenschaftliche Bearbeitung der Körperwelt zu einer prinzipiellen

Ausscheidung des Qualitativen führt, so schließt der Begriff des Psychischen als solcher, bloß wegen seines qualitativen Charakters, gewiß eine Verbindung mit der Körperwelt nicht aus. .... Überall, wo Ursache und Wirkung weder als inhaltlich identisch, noch als rein quantitativ bestimmbare Größen dargestellt werden können, hat es auch keinen Sinn, von einer Gleichheit der Ursache mit dem Effekt zu sprechen. .... Hieraus aber ergibt sich, daß die Forderung einer Äquivalenz von Ursache und Effekt nicht durchzuführen ist, ohne den Begriff des Wirkens aus allen Wissenschaften, mit Ausnahme der rein mechanischen, zu streichen. .... Wo Seelenleben auf Seelenleben wirken soll, und wo wir überhaupt irgendwelche empirischen, also qualitativen Wirklichkeiten miteinander kausal verbinden, da gibt es nur Kausalungleichungen. Die Entstehung einer farbigen aus zwei farblosen Flüssigkeiten, oder das durch eine Vorstellung bewirkte Auftauchen einer anderen nach den sogenannten Assoziationsgesetzen bietet dann nichts dar, das weniger unbegreiflich wäre als die Bewegung des Armes durch den Willen oder die Entstehung des Schreckes durch einen Schuß."

Die Theorie der Synthese im Lebendigen ergibt ganz von selbst, daß eben auch die seelischen Vorgänge als etwas qualitativ ganz Neues ihre eigenen Gesetze haben, die mit Physik und Chemie nichts zu tun haben, die das Qualitative der Synthese des Nervensystems darstellen. Dieses seelische Geschehen baut sich auf drei Grundvorgängen auf, dem Gefühl, dem Wollen und der Abstraktion (Roux). Die Abstraktion, die Ausbildung des Gemeinsamen aus verschiedenen Eindrücken zu einer besonderen Vorstellung, führt zur Bildung der Ich-Vorstellung, des Bewußtseins und der Kausalitätsvorstellung (Roux) — alles elementare seelische Vorgänge, für die es eine weitere „Erklärung" ebensowenig gibt, wie für die Qualitäten eines Silberatoms. Auch die Funktionen dieser seelischen Grundvorgänge sind mechanistisch unauflösbar, auch ihr Zusammenwirken gehorcht ganz eigenen Gesetzen. Minot (1913) schreibt: „Es erscheint daher unumgänglich nötig, zuzugestehen, daß das Bewußtsein sich sehr weit hinab das Tierreich hindurch erstreckt, sicherlich so weit hinab, wie Tiere mit Sinnesorganen oder selbst mit dem rudimentärsten Nervensystem vorhanden sind..... Die menschliche Entwicklung ist die Fortsetzung der tierischen Entwicklung, und bei beiden ist der herrschende Faktor die Vermehrung der Hilfsmittel gewesen, die für das Bweußtsein nutzbar sind..... Die Funktion des Bewußtseins ist, der Zeit nach die Reaktionen von den Empfindungen zu trennen.....

Den Urgrund alles Seins, die Ureigenschaften der Materie kann menschlicher Geist weder „erklären" noch erschaffen. „Unserem Wissen ist eine Grenze gesetzt durch unseren eigenen Geist" (A. Weismann), jenseits dieser Grenze beginnt das Gebiet des Glaubens. Aber in der Konstruktion, dem Wachstum und der Arbeit des Körpers, wie in allem, das von der Erde irdisch ist, dafür ist die physikalische Wissenschaft „unser einziger Lehrmeister und Führer" (Thompson).

Mit derselben Berechtigung, mit der Rich. Koch hinter jedes Atom ein Teilchen Geist als Dirigenten stellt, könnte er — und tut es sogar, wenn ich ihn recht verstehe — hinter jeden Mechanismus die Funktion als etwas Besonderes stellen. „Geist", schreibt Koch, ist keine Kraft, sondern er ordnet Kräfte." Wer dächte da nicht an die Entelechie, die ja ebenfalls keine Kraft sein darf, sondern nur Kräfte ordnen soll — leider gehört eben auch zum „Ordnen der Kräfte" Energie! Wer es noch nicht wußte, der konnte es nach dem Kriege lernen, daß auch im Staate Machtfaktoren die erste Voraussetzung für das „Ordnen der Kräfte" sind.

Zu seinen so weittragenden Schlüssen gelangt Koch weiterhin durch die Feststellung, daß „die Ursachen von Bewegungen in Geschöpfen oder von Bewegungen der Geschöpfe auch nicht mechanisch sein können". Daß dies auch mechanistisch denkmöglich ist, zeigt Rickert; Koch aber scheint zu glauben, daß jede mechanistische Anschauung die Anerkennung seelischer Kräfte und Krankheitsursachen z. B. ausschließe. Diese Beweisführung trifft das Wesen des Problems gar nicht und sagt eigentlich dasselbe wie die Behauptung, der Mechanismus müsse Geist, Seele, Bewußtsein leugnen. Diese ganze Beweisfürung von Koch ist weiter nur möglich auf dem Boden einer m. E. ganz willkürlichen und verfehlten Definition des Ursachenbegriffs. Es ist zwar sehr einfach und primitiv, wenn er Ursache „eine Sache" nennt, die eine Veränderung anderer Sachen hervorbringt, widerspricht aber durchaus der allgemeinen Anwendung dieses Begriffes — ich verweise da auf meine früheren Abhandlungen über den Ursachenbegriff (1913 u 1919). Ist aber einmal das Seelische als — wenn auch unerklärbarer — Ausfluß einer materiellen Tätigkeit der Gehirnzellen anerkannt, so kann selbstverständlich auch die Änderung dieser Tätigkeit oder eine Einwirkung auf sie wieder auf den Körper zurückwirken, kurz, es ist gerade eineFolgerung streng mechanistischer Denkweise, daß es seelische Krankheitsursachen gibt. Roux hat zudem gezeigt (1918, Betriebsseele), daß die seelischen Impulse immer nur als reine Realisationsfaktoren in das Lebensgeschehen eingreifen Das seelische Agens wirkt auf die Lebensvorgänge nicht mit seiner spezifisch-seelischen Beschaffenheit, sondern, wie jeder apsychische Faktor auch, die vorhandenen Mechanismen auslösend, realisierend.

Wer aber immer noch glaubt, daß dieses große Wunder der seelischen Tätigkeit und des Bewußtseins der mechanistischen Auffassung völlig unzugänglich sei, der sei auf die Arbeiten von Bleuler, insbesondere seine „Naturgeschichte der Seele und ihres Bewußtwerdens"[1]) und auf die meisterhafte Schilderung verwiesen, in der v. Uexküll (Theoretische Biologie, 5. Kap.) den Aufbau und die Entwicklung des hochdifferenzierten Zentralnervensystems aus einfachen Reflexen schildert, die fortschreitend zu immer höheren Mechanismen zusammentreten.

Driesch[2]) schreibt: „Als Naturforscher studieren wir die tierischen Bewegungen als Bewegungen von Körpern in der Natur, und weiter können wir nichts als Naturforscher tun. Die Begriffe ‚bewußt' und ‚Bewußtsein' gehören aber nicht zu dem Teil des Gegebenen, den wir Natur nennen; sie gehören zum Ich, zu ‚meinem Ich', und zwar ganz ausschließlich. Es läßt sich überhaupt nicht klar ausdrücken, was es eigentlich bedeuten solle, daß Bewußtsein in irgendeinem natürlichen Wesen ‚sei'. Wir treffen hier auf ein Pseudoproblem reinster Art."

Und trotzdem kann uns die mechanistische Erforschung der Lebensvorgänge auch das, was wir Bewußtsein nennen, bis zu einem gewissen Grade verständlich machen. Semons Lehre von den mnemischen Erregungen bahnt uns hier den Weg zum Verständnis. „Jedem Wesen, das Erfahrungen in Engrammen niederlegt und diese assoziativ ekphoriert, muß wenigstens im Keime eine Denkfunktion zukommen" (Bleuler). Da aber nun die Gesetze der Psyche identisch mit den Gesetzen des zentralen Nervensystems sind, so ist die Psyche nach Bleuler eine Hirnfunktion. Die physiologischen Vorgänge im Gehirn schaffen aus Erinnerungsbildern und aktuellen Vorgängen das „Ichbewußtsein". Alle psychischen Funktionen lassen sich aus den zentralnervösen Funktionen ableiten und nur die eine Tatsache, daß sie bewußt werden, ist etwas Besonderes.

„Das Bewußtsein", sagt Bleuler, „ist eine notwendige Folge des Gedächtnisses und des Zusammenfließens aufeinander folgender Zu-

---

[1]) Berlin: Julius Springer 1921.
[2]) Phil. d. Org. Bd. 2, S. 35. 1909.

stände in eine Einheit. Demnach ist das Bewußtsein nicht eine Eigenschaft des Gehirns, sondern eine Funktion. Zum bewußten ‚Ich‘ und zur bewußten Person wird die psychische Funktion dadurch, daß sie eine Menge von Engrammen alles dessen, was man erlebt hat und ist und erstrebt, in eine Einheit zusammenfaßt. Die Kompliziertheit des psychischen Geschehens und das falsche Gefühl, anders handeln zu können als man wirklich handelt, führt zu der Annahme einer Willensfreiheit, die in Wirklichkeit nicht besteht, da auch die seelischen Vorgänge der gleichen kausalen Notwendigkeit unterworfen sind, wie die physischen . . .‘‘

Man mag vieles an diesen Sätzen für angreifbar halten, das eine ist sicher, daß diese Sätze im Einklang mit der Erfahrung stehen. Die Lehre von der Synthese im Lebendigen macht uns gerade das Auftreten immer neuer und immer höherer psychischer Qualitäten mit der fortschreitenden synthetischen Entwicklung des Zentralnervensystems verständlich. So verstehen wir wenigstens grundsätzlich die völlige Parallelität der Gehirnentwicklung mit der psychischen Entwicklung, wie sie uns die vergleichende Anatomie und Psychologie lehren. In streng physiologischer Methodik ist bereits die Synthese einfacher Reflexe zu höheren Koordinationen aufgedeckt worden (Sherrington). Immer wieder sehen wir qualitativ Neues, nichts Summenhaftes aus den Synthesen bis zu den höchsten herauf entstehen: „Der Satz ist keine Summe von Worten, sowenig wie die Melodie eine Summe von Tönen ist; der Satz hat oder ist eine Gestalt‘‘ (Isserlin). Auch hier im Geistigen also das primäre und unlösbare Problem der Form!

Wir sehen, es sind heute schon Wege genug vorhanden, um zu einem tieferen mechanistischen Verständnis der seelischen Vorgänge zu kommen — soweit der menschliche Geist überhaupt fähig ist, zu „verstehen‘‘ und zu „erklären.‘‘

Gerade daraus, daß wir das Geistige aus der Tätigkeit des Körperlichen, aus den Funktionen des Zentralnervensystems ableiten, wenn auch für unser heutiges Wissen und Erkennen die Art und das Wesen dieser Funktion noch so unverständlich sind, gerade daraus können wir auch noch am leichtesten verstehen, daß das Geistige wieder auf den Körper zurückwirkt. Das gibt uns ein klareres Bild auch für den Begriff der seelischen Krankheitsursachen, als jenes Symbol von Rich. Koch: Geist folgt dem Geiste. Dieses Symbol ist doch nicht mehr als ein Wort, ein Schlagwort, dem schon die Freiheit des Willens etwas

Abbruch tut. Da ist unser „Symbol", wenn wir es so nennen wollen: Geist ist untrennbar geknüpft an die Funktionen der Ganglienzelle, ist ein (für uns unverständlicher) Ausfluß ihrer Tätigkeit, nicht nur viel einleuchtender und klarer, sondern hält sich auch in allen Punkten in voller Übereinstimmung mit unserer naturwissenschaftlichen Erkenntnis und Erfahrung. Wenn die Atome Wasserstoff und Sauerstoff in reaktionsfähigem Zustand aufeinander treffen, so entsteht Wasser, ein Körper, der etwas vollständig Neues, nichts Addiertes ist und in gar nichts uns noch die Eigenschaften, Kräfte und Energien der Atome, die ihn gebildet haben, erkennen läßt. So ist es immer und überall in der Materie, und darum ist der Analogieschluß erlaubt, ja er liegt, wie ich glaube, sehr nahe, daß aus dem immer komplizierteren Zusammentreffen einfacher Reflexvorgänge und nervöser Erregungen schließlich die Mneme, die Erinnerung, das Bewußtsein, der Geist als etwas ganz Neues entstehen und geboren werden. Gewiß müssen wir uns heute noch mit solchen Bildern begnügen, aber diese Bilder nehmen nichts an, was unserem Wissen widerspricht, und greifen nicht in das Metaphysische, um die Welt der Erscheinungen zu verstehen und zu erklären.

Alle naturwissenschaftlichen Erkenntnisse über die Entwicklung der seelischen Vorgänge wie des Nervensystems im Tierreiche stützen unsere Auffassung. Der Urgrund aller psychischen Vorgänge ist schon in zwei primären Eigenschaften aller lebendigen Substanz gegeben: der Reizbarkeit und der Fähigkeit, auf wiederholte Reize verändert zu reagieren, d. h. mnemische Erregungen, Engramme zu sammeln. Mit dem Auftreten eines Nervensystems wird dann der Reflex zur Grundform der Reaktionen des Individuums. Erst mit neuen Apparaten und Reflexbahnen treten neue Fähigkeiten auf, deren Synthese wieder qualitativ Neues ergibt und zu immer höheren Leistungen fortschreitet. Einen ähnlichen Gedanken hat auch Driesch (1903) ausgesprochen: „Bei ‚freikombinierten' Reflexen wird aus einer Gesamtheit vieler zugeleiteter Reize über eine neue, typisch kombinierte Gesamtheit vieler abgeleiteter entschieden; beide Gesamtheiten aber stellen höhere Einheiten dar". Diese funktionelle Analyse stimmt ganz genau mit der anatomischen überein: „So lehrt", schreibt Edinger (1915), „die anatomische Betrachtung des Gehirnes den Weg wohl kennen, den seine Stammesentwicklung genommen hat. Sie zeigt auch, daß jeweils mit dem Auftreten neuer Apparate erst neue Befähigungen gegeben werden.

Wenn die hirnlosen Tiere nur Aufnahmen und Bewegungen leisten, so ermöglicht das Auftreten der Sinnesfelder, solche zu Wahrnehmungen und Handlungen zu kombinieren, und mit dem Entstehen von Terminalfeldern wird die Möglichkeit zu dem gegeben, was man — im weitesten Sinne — als intelligere bezeichnen kann. Ein endlicher Fortschritt, aber ein ganz enormer, wurde dann geschaffen, als Apparate entstanden, welche die Möglichkeit des Sprachverstehens und des Sprechens gegeben haben." Alle höheren psychischen Leistungen sind nicht nur phylogenetisch, sondern auch ontogenetisch langsam im Laufe der Entwicklung unter Hinzunahme immer neuer Sinnesorgane und Sinnessphären Schritt für Schritt aufgebaut worden — alles und jedes, jede einzelne Beobachtung zeigt uns immer und immer wieder die direkte und absolute Abhängigkeit jeder geistigen Tätigkeit von der materiellen Struktur des Gehirns. Auf dem Boden der Theorie der Synthese der lebendigen Systeme können wir uns vorstellen, daß aus dem Zusammenwirken der Empfindungen, als etwas qualitativ Neues, Psyche und Bewußtsein entstehen. Schon Mach hat betont, daß die einzelnen Empfindungen weder bewußt noch unbewußt sind, sondern daß sie erst bewußt werden „durch die Einordnung in die Erlebnisse der Gegenwart". Aus solchen Erinnerungsbildern und aktuellen Vorgängen, d. h. aus physiologischen Vorgängen im Gehirn, entsteht dann nach Exner und Bleuler das Bewußtsein und die Vorstellung des „Ich". Und wenn Thompson dem entgegenhält, Bewußtsein werde ihm durch alle Nervenwege und Neuronen des Physiologen nicht erklärt, so müssen wir antworten, daß Qualitatives an und für sich bei keiner Naturerscheinung restlos erklärt werden kann. Die Grenzen dieser Erklärbarkeit liegen in den Grenzen unseres eigenen Geistes. Auch hier gilt das Goethewort und wird ewig gelten: Du gleichst dem Geist, den du begreifst.

Das tiefste Problem der Psyche ist für uns ebensoweit und ebenso wenig auflösbar, wie das Problem der Materie selbst im Kosmos, das Problem der Qualität in der Physik, das Problem der Form in der Biologie.

Und damit kehren wir zum engeren Gebiete der Pathologie zurück. Die Beziehung des Geistigen zu den krankhaften körperlichen Vorgängen spielt eine große und häufig noch unterschätzte Rolle. Gewiß gab es Richtungen in der naturwissenschaftlichen Medizin, die diesen direkten Einfluß seelischer Vorgänge auf das Körperliche grundsätzlich vernachlässigen, ja vielleicht leugnen wollten. Mein verehrter Fakultätskollege Gust. v. Bergmann hat vor kurzem in klarer und überzeugender Weise am Beispiel der Basedowschen Krankheit dargelegt, daß „nicht nur Funktionsveränderungen, sondern auch ein anatomisches Substrat, ein körperlich faßbares ·Etwas" in direkter Abhängigkeit vom Abklingen seelischer Erregungen stehen können. Die seelischen Funktionen sind ferner oft ganz eng geknüpft an die Vorgänge der inneren Sekretion, also an rein chemisches Geschehen im Organismus. Wer kennt nicht den Einfluß der Schilddrüse auf geistige Entwicklung und geistige Fähigkeiten, den Einfluß der Keimdrüsen auf Psyche, geistige Leistungsfähigkeit und Charakter. Schwere körperliche Krankheiten können durch rein psychische Ursachen entstehen, Psychosen auf rein körperliche Erkrankungen zurückgehen — also der enge Zusammenhang zwischen Soma und Psyche ist auch in der Pathologie auf Schritt und Tritt nachzuweisen.

Nun hat uns aber das Studium der Synthesen des Lebendigen gelehrt, daß bei allen wahren Synthesen etwas qualitativ Neues, nicht Zählbares entsteht. Und so — mußten wir schließen — entsteht aus der Synthese der Empfindungs- und Erregungsvorgänge etwas qualitativ ganz Neues, die Seele. Wir sahen aber weiter, daß die Produkte solcher Synthesen in der Natur stets ganz neuen eigenen(nicht aus Summierung der Bestandteile berechenbaren) Gesetzen gehorchen. Bei jeder wahren Synthese sind die Probleme des neuen Gebildes ganz neuer und eigener Art, schon die Probleme und Gesetze der Zelle sind anderer Art, als die der Physik. Und so bieten auch die seelischen Vorgänge Probleme, Verknüpfungen ganz eigener neuer Art. Es ist deshalb klar, daß auch die seelischen Krankheitsvorgänge und -zustände uns vor völlig neue Probleme und Gesetze stellen, und es scheint gerade im Sinne einer kritischen Naturwissenschaft unsere erste Aufgabe, die eigenen Gesetze dieses qualitativ Neuen in ihrer Eigenheit ohne jede Voreingenommenheit zu studieren und aufzudecken. Diese auch für die Krankheitslehre und Krankheitsheilung, so wichtige Forderung hat besonders bei der Hysterie und Neurose ihre volle Berechtigung dargetan. v. Bergmann schreibt hierüber: „Seitdem wir uns rein psychologisch aber auch nicht im Sinne der Psychologie als Wissenschaft, mit unseren Kranken beschäftigt haben, sondern seitdem wir die Erlebnisse des Kranken, den seelischen Eindruck, den diese Erlebnisse hervorgerufen haben, den Charakter des Kranken studieren, seine Affekte, sein Triebleben, seine Wünsche, selbst seine Träume, kurz die gesamte Beobachtung des Seelischen, seitdem erst ist die richtige Einstellung gefunden, die zu tieferem Verständnis und sogar zu radikaler Heilung geführt hat. . . . . Weder die Anatomie, noch die exakteste Physiologie, so unendlich vielen Dank ihr die innere Medizin schuldet, hat uns hier auch nur einen wesentlichen Schritt weitergebracht. Langsam mußten wir erst einsehen, daß mindestens beim gegenwärtigen Stande der Kenntnisse uns diese Disziplinen gar nicht weiterhelfen konnten. Nur das Studium der Seele in rein menschlicher, wissenschaftlich fast primitiver Form gibt hier Verständnis. . . . . Die wilden Krämpfe und Zuckungen, die Lähmungen, die psychogene Blindheit, Taubheit und alle die Fülle der körperlichen Erscheinungen, ja selbst Hautschwellungen und Hautblutungen, durch nervöse Gefäßstörungen vermittelt, sind vorläufig nur zu erfassen durch das Verständnis des Seelischen im Menschen, fast ganz losgelöst von naturwissenschaftlicher Betrachtungsweise." Ich glaube, daß in diesen letzten Worten ein Irrtum liegt, und daß in Wirklichkeit hier kein Gegensatz, sondern nur eine, allerdings bisher allgemein verbreitete irrtümliche Auffassung der „naturwissenschaftlichen Betrachtungsweise" vorliegt. Das Atom zeigt eigene Gesetzmäßigkeiten, das Molekül andere, die Zelle wieder grundsätzlich andere, die Teilkörperchen andere, die Psyche andere. Wenn deshalb O. Schwarz schreibt: „Auf einem Gebiet der Biologie setzt sich die Einsicht von der prinzipiellen Unmöglichkeit kausaler Betrachtung schon durch, nämlich in der Psychologie, und zwar mit ausdrücklichem Hinweis auf die Nichtzählbarkeit des Psychischen (R. Hönigswald, Coßmann, R. Allers)", so ergibt sich aus einer solchen, an sich völlig richtigen Betrachtung doch nur, daß eben in der ganzen Naturwissenschaft die kausale Betrachtungsweise die Qualität des Geschehens niemals erfassen kann und die Qualität des Nervenlebens, das Psychische, hiervon keine Ausnahme macht.

Also diese Anerkennung der Eigengesetzlichkeit der psychischen Phänomene widerspricht nicht den Grundsätzen der Kausalität.

Schon 1908 hat Roux hierüber geschrieben: „Das seelische Geschehen darf deshalb, weil wir seine besonderen Qualitäten nicht erklären können, noch nicht als etwas Transzendentes, Nichtmechanistisches beurteilt werden. Da die Bewußtseinsvorgänge einmal existieren, müssen sie auch irgendwelche Qualitäten haben; und sie tragen das Zeichen des Kausalen darin, daß jede dieser Qualitäten beständig ist."

In einer ausgezeichneten Abhandlung hat Burkamp die Kausalität der psychischen Prozesse näher dargelegt, worauf hier verwiesen sei.

Auf dem Boden unserer Anschauung ist es klar, daß die körperlichen Erkrankungen ganz notwendig auf die komplizierten Vorgänge im Gehirn und damit in tausendfältigen Verknüpfungsmöglichkeiten auf dessen Funktion, die Psyche, einwirken müssen. Ebenso wird die Funktion des Gehirns auf zahlreiche körperliche Vorgänge ein- und rückwirken müssen, schon wegen der ungeheuer innigen Verknüpfung all der komplizierten Leitungs- und Reflexmechanismen im Organismus.

Und darum liegen diese Fragen so ganz anders für die rein ärztliche Aufgabe der Krankenheilung, als für die Naturwissenschaft, die nach reiner Erkenntnis, nach eindeutiger Bestimmtheit des Seins strebt. Für den Arzt — und noch mehr für den Kranken — setzt sich das Krankheitsbild aus körperlichen und seelischen Vorgängen zusammen und oft sind die letzteren für beide Teile wichtiger als alles andere. Darum ist wahre ärztliche Tätigkeit eine Kunst, die zu einer großen Kunst nur bei großen Menschen wird, die nicht nur die gesamten naturwissenschaftlichen Seiten und Grundlagen der Medizin beherrschen, sondern auch die Fähigkeit besitzen, tief in das Wesen jedes Menschen, in seine seelische Eigenart einzudringen, die die eigenen Gesetze der seelischen Vorgänge kennen und beherrschen. Kein wahrer Arzt kann mit vollem Erfolge wirken, der nicht im besten Sinne — oft unbewußt — Psychotherapie treibt, dem nicht Inhalt und Bedeutung des „idioplastischen Krankheitsbildes" (Goldscheider) gegenwärtig sind.

XII. Problemstellung in Vitalismus und Mechanismus.

Überblicken wir das Ganze, so müssen wir schließen: Auch alle „Beweise" des Vitalismus aus dem Verhältnis von Körper und Geist sind nicht zwingend.

Aber gewiß! Der Mechanismus gibt heute noch auf so wenige Fragen wirklich Antwort, eigentlich nur nebensächliche Probleme hat er (nach Koch) gelöst, der Vitalismus und Psychismus dagegen erklären die schwierigsten Rätsel mit größter Leichtigkeit. Herz und Gefühl werden vom Vitalismus befriedigt, wo im Mechanismus uns angeblich öde Leere entgegengähnt. Aber — und das scheint mir das Wesentliche zu sein — wo für den Vitalismus die Probleme gelöst sind, da bietet uns der Mechanismus mit jedem Tage neuen Fortschritt in der Erkenntnis, neue Möglichkeiten in der Beherrschung der Natur und mit jedem seiner

Fortschritte — und das ist charakteristisch für ihn — wird die Zahl der ungelösten Probleme nicht geringer, sondern im Gegenteil größer. Das ist der beste Beweis dafür, daß sich gerade auf dieser Grundlage der so engbegrenzte Blick des menschlichen Geistes weitet und immer tiefer und weiter in Kosmos und Leben eindringt. „Unerschöpflich und unendlich wie Raum und Zeit dehnt sich vor uns das Bereich des Unerforschten" (Rubens, 1913). Nichts lehrt uns mehr Bescheidenheit, als die mechanistische Naturforschung, nichts lehrt uns besser die Grenzen menschlicher Erkenntnis erfassen und beachten.

Über diese Grenzen menschlicher Erkenntnismöglichkeiten kann für die Erklärung des Urgrundes alles Seins dem menschlichen Geiste die Metaphysik Befriedigung gewähren. Aber die Erkenntnisse der Metaphysik haben einen ganz anderen Wahrheitswert als die der Naturwissenschaft. Sie geben uns Bilder, Symbole, Glaubenssätze, die für viele Menschen — je nach dem hier sehr verschiedenen individuellen Bedürfnis — notwendiger und wichtiger sind, als alle naturwissenschaftliche Erkenntnis. Hier sprechen Gemüt und Phantasie, Glauben und Erziehung das Hauptwort, also geistige Werte, deren große Bedeutung für die Menschheit nicht unterschätzt werden sollen. Und diese metaphysischen Erkenntnisse und Gedankengänge sind so lange voll berechtigt, als sie in ihren eigenen Grenzen bleiben und nicht den Anspruch erheben, sich über die naturwissenschaftliche Forschung und Erkenntnis zu setzen und in ihr Gebiet mit ihren Denkmethoden hineinzureden.

„Die beiden Gedankengänge", sagt Bleuler (a. a. O. S. 585) mit vollem Recht, „sind inkommensurabel, und philosophische oder religiöse Maßstäbe können sowenig an die Naturwissenschaft angelegt werden, wie naturwissenschaftliche Überlegungen als Maßstäbe für den Geltungswert einer religiösen Überzeugung zu brauchen sind."

Ein wichtiger Grund für die Geringschätzung, die vielfach von vitalistischer und philosophischer Seite der mechanistischen Naturwissenschaft entgegengebracht wird, liegt in dem Irrglauben von der Einfachheit der Struktur der Materie. Man glaubt, daß die Materie, die doch so leicht zu verstehen, zu ergründen und zu „erklären" sei, unmöglich alle Wunder der Natur, des Lebendigen, des Geistes „erklären" könne. Erblickt man in einer göttlichen Macht den Urgrund alles Seins, so bedeutet es doch einen sehr starken Zweifel in die Allmacht dieser göttlichen Kraft, anzunehmen, daß diese Gottesmacht nicht imstande sei, das Lebendige eben ganz aus der Materie nach eigenem Willen zu erschaffen. Wir sahen früher schon, daß eine solche Annahme für den Bau des ersten Lebenskeimes, der Zelle naturwissenschaftlich bis heute weder zu beweisen, noch zu widerlegen ist. Ist einmal der Bau der Eizelle gegeben, so leitet sich alles spätere: Leben, Entwicklung und Vererbung, restlos und zwangsmäßig aus ihrem materiellen Bau und den äußeren Bedingungen ab. Also nur und gerade in jenem ersten materiellen Aufbau liegt das „Wunder". Wie klein aber wäre ein Gottesglaube, der leugnen wollte, daß Gott, daß die Allmacht der Natur diese Zelle nicht einfach aus der Materie aufbauen könnte!

Heute wissen wir, daß jedes Atom ein Planetensystem mit Kraftströmen und Energiezentren, d. h. einen Bau darstellt, wie ihn sich in seinen Wundern die kühnste Phantasie des menschlichen Geistes früher nicht hätte träumen lassen. Nicht auf Grund irgendwelcher Fiktionen und Phantasien, sondern aus exakten spektralanalytischen Beobachtungen hat Rowland den Schluß abgeleitet, daß ein Eisenatom komplizierter gebaut sein müsse als ein Steinway-Flügel.

Und wo will der Vitalismus den Beweis her schöpfen, daß alle diese märchenhaften Wunder des Baues, der Eigenschaften und Kräfte der Materie nicht hinreichen sollten, das Leben in allen seinen Funktionen bis zu den höchsten hinauf aufzubauen? Vielleicht dürfen wir heute sagen, daß wir von all diesen Wundern der Materie schon den hundertsten Teil erfaßt und begriffen haben (wahrscheinlich ist das noch eine Überhebung) — woher will man bei völliger Unkenntnis der übrigen 99 Hunderstel den Schluß ziehen, daß diese nie hinreichen würden, das Leben zu „erklären". Nein, wir dürfen weitergehen und weiterarbeiten auf der Bahn, die bisher allein von Erfolg zu Erfolg geführt hat, auf der uns die mechanistische Naturforschung eine täglich größer werdende Fülle von Fragen und Problemen aufdeckt, und überlassen gern dem Vitalismus die selbstzufriedene und alle Arbeit lähmende Anschauung, die Lösung der Lebensrätsel bereits gefunden zu haben.

Für mich wenigstens ist das Wunder des Atombaues mindestens ebenso groß, wie das Wunder der Entstehung des Lebendigen oder der Tätigkeit des Geistes.

Wahre kritische mechanistische Naturwissenschaft lehrt wahre Bescheidenheit und steht innerlich im stärksten Gegensatz zu marktschreierischem Monismus, der ebenfalls die Lösung aller Weltfragen spielend verheißt. Hans Driesch schreibt 1911: „Um den mechanistischen Dogmatiker in Sachen der Biologie ist es doch eigentlich eine seltsame Sache: Warum treibt er eigentlich, was er treibt? Er weiß ja doch das Endergebnis vorher! Er weiß ja doch, daß er nur wahre Grundwissenschaft ‚anwendet‘, daß er sich mit Abgeleitetem befaßt, mit Wissenschaft zweiter Hand, zweiter Klasse.“ Wir können ihm darauf nur erwidern, daß es Dogmatiker in jedem Lager, nicht zum wenigsten bei den Vitalisten gibt, daß der Mechanismus aber lieber erklärt, nichts zu wissen, als den Schein als Erklärung zu nehmen. „Denn eben wo Begriffe fehlen, da stellt ein Wort zur rechten Zeit sich ein“ — mag nun das Wort Lebenskraft, Atomgeist, Entelechie, Impulssystem oder sonstwie heißen. Und wir schämen uns auch keineswegs, nur „Grundwissenschaft anzuwenden“, denn die Anwendungen zeigen noch ebensoviele ungelöste Probleme, als die Grundwissenschaften selbst. Die besonderen Probleme des Organischen sind keineswegs nur „Anwendungen“ von Physik und Chemie, und die im vorhergehenden aufgestellte Theorie der Synthese zeigt m. E. klar, daß die Probleme der mechanistischen Naturforschung vielfach weit über die Gesetze von Physik und Chemie hinausgehen und unendliche Gebiete grundsätzlich unerforschten Neulandes noch vor uns liegen.

Die Grenzen unserer Erkenntnismöglichkeiten sind eng, und wahre Naturwissenschaft baut immer und in erster Linie auf der Kritik ihrer Methoden auf. Diese Kritik aber zeigt uns, daß der Urgrund der Materie und alle ihre Ureigenschaften für uns völlig unbegreifbar, unerklärbar sind. Es gibt, wie v. Uexküll mit Recht sagt, „Wirklichkeiten, die unerforschbar bleiben“.

Wenn wir also die Unerklärbarkeit der an die Materie geknüpften Grundeigenschaften, Qualitäten, betonen, so darf doch der wesentliche Unterschied der mechanistischen gegenüber der vitalistischen Anschauung darüber nicht verwischt werden. Für uns ist diese Fesselung und Bindung der Qualität an die Materie eine ebenso feste und absolute, durch keinen Atomgeist, keinen Impuls, keine Entelechie beeinflußbare und beeinflußte, wie in der zählbaren Welt alles dem ehernen Gesetze des Seins und der Zahl unterworfen ist. Der Vitalismus übersieht immer wieder, daß die anorganischen Vorgänge und die Qualitäten der anorganischen Materie genau ebensoweit auflösbar und erklärbar, genau ebensoweit unerklärbar sind, als alle Lebensvorgänge. Es wäre ein leichtes, im Anschluß an v. Uexkülls Theoretische Biologie den Beweis zu erbringen, daß die Planetenkreise der Elektronen im Metallatom nur immateriellen Impulsen und Impulssystemen ihre Entstehung verdanken können. Auch für die ungeheuren, im Atombau wirksamen Energien gibt es keine materielle Erklärung. Wir nehmen sie als etwas Gegebenes, aber in der Struktur der Materie absolut gesetzmäßig Festgelegtes hin. Deshalb ist die Hypothese von R. Koch, die dem modernen Vitalismus, insbesondere Driesch und v. Uexküll, allerdings durchaus widerspricht, m. E. viel richtiger und logischer: Das Impulssystem, der übermaterielle und übermechanistische Faktor, der Geist, ist schon in jedem Atom vorhanden. Für mich bietet diese Frage nichts Naturwissenschaftliches mehr, sie ist Glaubenssache und betrifft die Dinge, die hinter den Erscheinungen liegen. Man kann vielleicht glauben, daß es so ist; mit den Problemen der Naturwissenschaft hätte dieser übermaterielle Faktor nichts mehr zu tun.

Gerade das Qualitative der Erscheinungen bietet aber für viele Menschen den höchsten Anreiz. Und gerade hier kann uns die mechanistische Naturwissenschaft nichts geben, hier tritt die Naturphilosophie, ja die Spekulation, in ihr Recht. Schon die direkten Verknüpfungen der von uns naturwissenschaftlich analysierten Vorgänge können wir mit unseren Sinnen nicht erfassen, mechanistisch nicht deuten. Schon hier muß die Naturwissenschaft zu immateriellen Kräften, Energien greifen, um ihre Erklärungen formulieren zu können. Diese „Kräfte" aber, die für unsere Sinne unerkennbar bleiben, kommen vielleicht — nach einem schönen Gedanken von Heidenhain (1923) — uns unmittelbar als psychische Vorgänge in unseren inneren Erfahrungen zum Bewußtsein. Heidenhain betont, „daß die mechanistische Naturauffassung zwar zur unentbehrlichen Methodik unserer Forschung gehört, aber durchaus lückenhaft ist, weil für die äußere Betrachtung der Dinge die Kräfte unerkennbar bleiben und die aus den inneren Sinnen sich ergebenden unmittelbaren Erfahrungen psychischer Art nicht berücksichtigt werden". Heidenhain hält es „erkenntnistheoretisch für möglich, ja für wahrscheinlich, daß die Kräfte, von denen die exakten Naturwissenschaften sprechen, in den inneren Erfahrungen als psychische Vorgänge unmittelbar zum Bewußtsein gelangen". Und so kann man gerade auch diese Energien und Kräfte — im Gegensatz zur Materie — für das unseren Sinnen unerreichbare Wesentliche der Naturerscheinungen halten, wie das Minot (1913) ausgedrückt hat. „Nach dieser Hypothese gibt es zwei fundamental verschiedene Dinge im Universum, Kraft und Bewußtsein. Sie fragen, warum ich nicht sage drei, und warum ich nicht die Materie hinzufüge? Meine Antwort ist, daß wir keinerlei Beweis haben, noch je gehabt haben, daß die Materie existiert .... Der Begriff ‚Materie‘ ist eine irrationale Übertragung von Begriffen, die von der großen molaren Welt der Sinne herkommen, auf die molekulare Welt." Und derselbe Autor schließt: „Das Universum besteht aus Kraft und Bewußtsein. Da das Bewußtsein nach unserer Hypothese die Änderung der Form der Energie einleiten kann, so ist es möglich, daß ohne das Bewußtsein das Universum zu absoluter Ruhe kommen würde."

Ich glaube, daß gegen die Richtigbeit dieser Schlußfolgerungen erkenntnistheoretisch nichts einzuwenden ist. Wir haben wirklich keinen absoluten Beweis für die Existenz der Materie. In all diesen Punkten muß ich mich durchaus v. Uexküll anschließen: „Alle Wirklichkeit ist subjektive Erscheinung — die Sinnesqualitäten sind selbständige Einheiten, unteilbar und unveränderlich, sie sind die letzten Elemente unserer Anschauung —, alle Gegenstände der Welt sind tatsächlich nichts als menschliche Merkmale." Erkenntnistheoretisch kann das gar nicht anders sein und es ist daher a priori auch gar nicht möglich, die absolute Existenz einer objektiven Welt in diesem Sinne zu beweisen. Aber ebensowenig ist das Gegenteil zu beweisen! Der Glauben an die Existenz der Materie ist ebenso berechtigt und ebensowenig beweisbar wie das Gegenteil. Nehmen wir einmal an, daß die absolute Existenz einer objektiven Welt Wirklichkeit wäre, so würde damit an der für uns subjektiven Erscheinung dieser Wirklichkeit, an der Tatsache, daß die Erscheinungen dieser Wirklichkeit ihren Aufbau nur einem Subjekt im Sinne v. Uexkülls verdanken, gar nichts geändert. Unser Weltbild ist in beiden Fällen dasselbe. Unser Glaube an die Wirklichkeit einer objektiven Welt stützt sich nur auf die Gleichmäßigkeit der subjektiven Erscheinungen bei fast allen Menschen, er ist ebenso berechtigt wie der Glaube an das Gegenteil.

Selbst wenn wir also an die Existenz der Materie glauben, können, ja müssen wir v. Uexküll in dem genialen Aufbau seines subjektiven Weltbildes folgen. Es ist wirklich so, wie er es schildert, daß es ebensoviele Welten gibt als biologische Subjekte vorhanden sind, daß die subjektiven Qualitäten die objektive Welt aufbauen, und daß uns diese Erkenntnis der ungeheuren Vielheit der subjektiven Weltbilder eine unbegrenzte Bereicherung unseres Weltbildes bietet.

All das widerspricht aber in keiner Weise den Grundanschauungen

mechanistischer Naturwissenschaft. Im Gegenteil, wenn wir die Lehre
v. Uexkülls von allen Widersprüchen und reinen Worterklärungen
befreien, dann bleibt m. E. eine rein mechanistische Auffassung des
Lebensproblems übrig. Die Gegensätze sind viel mehr dialektischer
Natur als es zunächst scheinen mag. Die Ablehnung des Psychischen
und einer allgemeinen Weltintelligenz als Ursache des Lebendigen, die
Aufstellung einer objektiven Planmäßigkeit sind durchaus mit den
Ideen des Mechanismus zu vereinen. Für mich jedenfalls kann man die
Idee des Mechanismus nicht schärfer kennzeichnen, als es v. Uexküll
selbst tut, indem er sagt, daß ihm „das Ideal vorschwebe, die Impulse
experimentell zu isolieren" und „die Formbildung in das Reagenzglas
zu bannen". Hier kann ich keinen Unterschied mehr entdecken zwischen
der hier vertretenen Theorie der rein mechanistischen Synthese und
einem solchen Vitalismus. Allerdings müßte ich die Schriften von
Driesch nicht verstanden haben, wenn Driesch jemals diesen Standpunkt v. Uexkülls anzunehmen bereit wäre. Denn dieser Standpunkt
bedeutet nichts Geringeres, als das Aufgeben der Grundidee des Vitalismus überhaupt. Ausdrücklich betont Driesch[1]): „Anderes ist gar
nicht ausdenkbar, denn Entelechie läßt sich nicht messen oder gar
in einem Reagenzglas vorzeigen." So ganz sicher scheint aber auch
er mir seiner Sache nicht zu sein, denn an anderer Stelle[2]) sagt er
ausdrücklich: „In der Tat: Wenn es gelungen wäre, etwa ein Ei ganz so,
wie es seinen chemischen und physikalischen Kennzeichen nach be-
schaffen ist, künstlich aufzubauen, was würde man geschaffen haben?
— Nicht ein Ei, das vor seiner Entwicklung steht, sondern ein Ei im
Moment seines Sterbens! Selbst wenn dem nicht so sein sollte, wenn
das künstliche Ei zu leben begönne, würden wir nicht sagen dürfen,
daß Entelechie in ihrem Dasein von materieller Konstitution abhänge,
sondern wir müßten sagen, daß die vorher schon daseiende Entelechie
durch gewisse materielle Anordnungen bewogen worden sei, sich de novo
mit der Kontrolle von Systemen einzulassen."
Ist das letztere richtig, so besteht auch zwischen dem Vitalismus
von Driesch und dem hier vertretenen Mechanismus lediglich ein
dialektischer Unterschied: Ob man den Zwang des Lebens aus der
materiellen Struktur im Sinne von Driesch Entelechie, oder in der hier
vertretenen Auffassung Synthese nennt, ist dann gleichgültig und

---

[1]) Phil. d. Org. 2. Aufl., S. 559.
[2]) Ebenda S. 509.

lediglich Frage philosophischer Nomenklatur. In diesem Sinne stimmen wir also durchaus der These von Ph. Frank zu, der die Frage Vitalismus oder Mechanismus nicht als Tatsachenfrage, sondern als Darstellungsfrage betrachtet. Für uns wesentlich ist lediglich das gesetz- und zwangsmäßige Entstehen des Lebens aus der Struktur der lebendigen Substanz. Handelt es sich aber wirklich nur um eine Frage der Darstellung, dann sollte man um so weniger eine Darstellungsform wählen, die eine so große Gefahr der Verschleierung unseres Nichtwissens, die Gefahr der Lähmung der wissenschaftlichen Forschung unweigerlich mit sich bringt.

Stellen wir den Satz voran, daß wir keinen Beweis für die absolute Existenz der Materie haben, daß all unsere Wirklichkeit subjektive Erscheinung ist, so kann der Gedanke aufkommen, daß die körperliche Welt abhängig vom Bewußtsein, daß dieses also, das Bewußtsein überhaupt, Schöpfer der Natur ist. Vielleicht gilt dieser Satz in gleicher Weise für Körperwelt und Geisteswelt, die in diesem Sinne auch als identisch gedacht werden können. „Alle Begriffe", schreibt Petersen (1919), „sind von uns geschaffen, das Verhältnis der mathematischen Funktion, die Ursachen und Wirkungen, die beharrenden Dinge und Substanzen usw., sie alle sind nicht vorgefunden, sondern geschaffen. Die ganze Wissenschaft, das ganze menschliche Weltbild ist unsere schöpferische Tat!" Mit solchen Deduktionen haben wir das Gebiet der Naturwissenschaft verlassen und das der Metaphysik betreten. Aber jede wissenschaftliche Betrachtung der Naturvorgänge, die nicht an der Oberfläche kleben bleibt, muß, und ich scheue mich nicht, zu sagen, soll schließlich im Metaphysischen enden. Das, worauf es ankommt, ist nur, daß die Grenzen beider Gebiete erkannt und beachtet werden, und daß man sich vollkommen klar darüber ist, daß die Richtigkeit, der „Wahrheitswert" philosophischer Erkenntnisse etwas ganz anderes ist, einer ganz anderen Kategorie angehört, als der Wahrheitswert naturwissenschaftlich-realistischer Erkenntnisse (Bleuler).

Der wahre Arzt aber muß als Forscher wie als Krankenheiler mit beiden Gebieten vertraut sein, um so sicherer wird er ihre Grenzen erkennen und einhalten. Auf körperlichem, wie auf dem gleichwichtigen geistigen (psychotherapeutischen) Gebiet bestimmen zwar nur empirische Erkenntnisse das ärztliche Handeln, als reiner Forscher aber hat auch der praktische Arzt „diese großen empirischen Wissenschaftsgruppen und die Philosophie bis in ihre metaphysische Spitze sich vor Augen zu halten" (Plessner).

Literatur.

Albrecht, Eugen: Leben und lebende Substanz. 70. Vers. d. Naturf. u. Ärzte Düsseldorf 1899. Bd. 2, S. 342. — Derselbe: Neuer Vitalismus. Südd. Monatshefte Nov. 1905.

v. Bär, Karl Ernst: Studien aus dem Gebiete der Naturwissenschaften 1876.

Barfurth, D.: Das Regenerationsvermögen der Kristalle und Organismen. Biophys. Ztbl. Bd. 1, S. 281. 1905. — Derselbe: Regeneration und Transplantation. Ergebn. d. Anatomie Bd. 22, S. 356. 1914.

Bauer, Julius: Korrelationen. Jahreskurse f. ärztl. Fortbild. Jg. 14, S. 10. 1923.

Bauer, K. H.: Vererbung und Konstitution. Dtsch. med. Woch. 1922. S. 653.

Baur: Experimentelle Vererbungslehre. Berlin: Borntraeger 1919.

Becher, Erich: Die fremddienliche Zweckmäßigkeit der Pflanzengallen und die Hypothese eines überindividuellen Seelischen. München 1917.

Becher, E.: Naturphilosophie. Kultur der Gegenwart, herausgeg. von Hinneberg. Bd. 1, Abt. VII. Berlin 1914.

Bergson, H.: L'évolution créatrice. (Die schöpferische Entwicklung.) Paris 1907. Übers. von G. Kantorowicz. Jena 1912.

v. Bergmann, G.: Seele und Körper in der inneren Medizin. Frankf. Universitätsreden XIV. 1922.

Beutner, R.: Die Entstehung elektrischer Ströme in lebenden Geweben. Stuttgart: Ferdinand Enke 1920.

Beutner und Busse: Nachahmung der Zellteilung. Zeitschr. f. d. ges. exp. Med. Bd. 28, S. 90. 1922.

Binswanger, Ludwig: Probleme der allgemeinen Psychologie. Berlin: Julius Springer 1922.

Bleuler, E.: Biologische Psychologie. Zeitschr. f. d. ges. Neurol. u. Psychiatrie Bd. 83. 1923. — Derselbe: Naturgeschichte der Seele und ihres Bewußtwerdens. Berlin: Julius Springer 1921.

Boruttau, H.: Der Neovitalismus. Dtsch. med. Wochenschr. 1912. S. 370.

Burkamp, Wilh.: Die Kausalität des psychischen Prozesses und der unbewußten Aktionsregulationen. Berlin: Julius Springer 1922.

Ceni, Carlo: Das Gehirn und die Funktionen der Mutterschaft. Autoreferat: Arch. f. Entwicklungsmech. d. Organismen. Bd. 52—97, S. 681. 1923.

Child, Ch.: Physiologische Isolation. W. Rouxs Vorträge Heft 11. Leipzig: Engelmann 1910.

Coßmann, N.: Elemente der empirischen Teleologie. Leipzig 1894.

Dareste: Production artéfic. des monstruausités. Paris 1877.

Dembowski: Kontinuitätsprinzip und Biologie. W. Rouxs Vorträge 1919, Heft 21.

Driesch, Hans: Potenzen embryonaler Organzellen. Arch. f. Entwicklungsmech. d. Organismen. Bd. 2. 1896. — Derselbe: Widerlegungen des Vitalismus. Ebenda Bd. 25, S. 407. 1907. — Derselbe: Das Problem der Freiheit. 2. Aufl. 1920. — Derselbe: Biologie als selbständige Grundwissenschaft und das System der Biologie. Leipzig: Engelmann 1911. — Derselbe: Die Seele als elementarer Naturfaktor. Leipzig: Engelmann 1913. — Derselbe: Neue Versuche über die Entwicklung verschmolzener Echinidenkeime. Arch. f. Entwicklungsmech. d. Organismen. Bd. 30, S. 8. 1910. — Derselbe: Philosophie des Organischen Bd. 2, 1919. 2. Aufl. 1921. Leipzig: Engelmann. — Derselbe: Der Begriff der organischen Form. Berlin: Borntraeger 1919. — Derselbe: Regenerierende Regenerate. Arch. f. Entwicklungsmech. d. Organismen Bd. 2, S. 754. 1896.

Dürken: Einführung in die Experimentalzoologie. Berlin: Julius Springer 1919.

Edinger, L.: Entstehung des Menschenhirnes. Vortrag d. Senkenberg. Naturf. Gesellsch. 15. Mai 1915.

Fischel, Alfred: Chemische Unterschiede zwischen früheren Entwicklungsepochen. Arch. f. Entwicklungsmech. d. Organismen Bd. 41, S. 318. 1915.

Fischer, Albert: Kulturen von Organstücken. Journ. of exp. med. Bd. 36, S. 393. 1922.

Fischer, Bernh.: Ursachenbegriff. Frankfurt. Zeitschr. f. Pathol. Bd. 12, S. 367, 1913; Münch. med. Wochenschr. 1919. S. 985.

Fritsch, K.: Das Individuum im Pflanzenreiche. Naturwiss. Wochenschr. Bd. 35, Sept. 1920.

Fuchs, R. F.: Vererbung erworbener Eigenschaften. Arch. f. Entwicklungsmech. d. Organismen Bd. 16. 1903.

Garrod: Lancet Bd. 204, Nr. 22, S. 1901. 1923.

Gerlach, L.: Produktion von Zwergbildungen im Hühnerei. Biol. Zentralbl. Bd. 2, Nr. 22.

Girard, Pierre: Physikochemisches Modell der selektiven Permeabilität lebender Zellen. Cpt. rend. hebdom. des séances de l'acad. des sciences Bd. 175, S. 183. 1922.

Godlewski jun., E.: Bastardierung der Echiniden- u. Crinoidenfamilie. Arch. f. Entwicklungsmech. d. Organismen Bd. 20, S. 628. 1906.

Goldschmidt, R.: Quantitative Grundlage von Vererbung u. Artbildung. W. Roux's Vorträge H. 24. Berlin: Julius Springer 1920.

Goldscheider: Krankheit und Mensch. Zeitschr. f. physikal. u. diätet. Therapie Bd. 26. 1922.

Goldstein, K.: Funktionen des Stirnhirns. Med. Klinik 1923. Nr. 28 u. 29.

Gräper, L.: Determination u. Differenzierung. Arch. f. mikr. Anat. u. Entwicklungsmech. Bd. 98, S. 210. 1923.

Gruber: Experimentelle Untersuchungen an Amoeba proteus. Sitzungsber. d. Ges. f. Morphol. u. Physiol. München Bd. 27, S. 1. 1911.

Gurwitsch, Alex.: Formative Wirkung des veränderten chemischen Mediums auf die embryonale Entwicklung. Arch. f. Entwicklungsmech. d. Organismen Bd. 3. 1896.

Guyer: Serologische Reaktionen. Americ. naturalist Bd. 56, Nr. 642, S. 80. 1922.

Haldane: Lecture on the fundamental conceptions of biology. Brit. med. journ. 1923. Nr. 3244, S. 359.

Hamburger: Zusammenwirkung zwischen Organen. Klin. Wochenschr. Jg. 2,
S. 1297. 1923.

Hansemann, D.: Spezifität, Altruismus u. Anaplasie. Berlin: Hirschwald
1893. — Derselbe: Deszendenz u. Pathologie. Berlin: Hirschwald 1909.

Hartmann, E. v.: Das Problem des Lebens. Sachsa i. H. 1906. — Derselbe:
Grundriß der Naturphilosophie. Sachsa i. H. 1907.

Heidenhain, M.: Die teilungsfähigen Drüseneinheiten oder Adenomen.
Grundbegriffe der morphologischen Systemlehre. Berlin: Julius Springer
1921; zugleich Arch. f. Entwicklungsmech. d. Organismen Bd. 49. — Derselbe: Theorie der Histosysteme oder Teilkörperchentheorie in „Plasma
und Zelle" Bd. 1, S. 1. 1907. — Derselbe: Formen und Kräfte in der
lebendigen Natur. W. Rouxs Vorträge H. 32. Berlin 1923.

Herbst, Curt: Formative Reize. Leipzig: Georgi 1901.

Herrera, A. E.: Nachahmung von Zellen, Geweben. Cpt. rend. hebdom. des
séances de l'acad. des sciences Bd. 170, Nr. 26, S. 1613. 1920. — Derselbe:
Neue Nachahmung von Zellen. Gac. med. catalana Bd. 57, Nr. 1036, S. 97;
Nr. 1037, S. 132. 1920. (Spanisch.) Refer.: Kongr.-Zentralbl. f. inn. Med.

Hertwig, O.: Der Kampf um die Kernfragen der Entwicklungs- und Vererbungslehre. Jena: Fischer 1909. — Derselbe: Allgemeine Biologie.
2. Aufl. 1906. — Derselbe: Das Werden der Organismen. Jena: Fischer 1916.

Hueck: Cellularpathologie? Naturwissenschaften Jg. 11, H. 9, S. 141. 1923.

Isserlin: Agrammatismus. Zeitschr. f. d. ges. Neurol. und Psychiatrie Bd. 75,
S. 332. 1922.

Jackmann: Vererbung erworbener Eigenschaften, Prinzip der virtuellen
Verschiebungen. W. Rouxs Vorträge H. 28. Berlin: Julius Springer 1922.

Jensen, Paul: Organische Zweckmäßigkeit, Entwicklung und Vererbung.
Jena: Fischer 1907.

Kammerer, Paul: Allgemeine Biologie. Stuttgart u. Berlin: Deutsche Ver-
lagsanstalt 1915.

Kern, B.: Das Problem des Lebens. Berlin: August Hirschwald 1909.

Koch, Rich.: Ärztliches Denken. München: J. F. Bergmann 1923.

Kraus, Friedrich: Allgemeine und spezielle Pathologie der Person. Leipzig:
Thieme 1919.

Kronfeld, A.: Psychophysische Zuordnungen in der Krankheitsgestaltung.
Klin. Wochenschr. Jg. 2, Nr. 42, S. 1917. 1923.

Kuczynski: Fleckfieber. Virchows Arch. f. pathol. Anat. u. Physiol. Bd. 242,
S. 355. 1923.

Lewin, Kurt: Begriff der Genese. Berlin: Julius Springer 1922.

Liesegang: Raph. E.: Nachahmung von Lebensvorgängen. Arch. f. Entwicklungsmech. d. Organismen Bd. 32 u. 33. 1911.

Loeb, Jaques: Forced Movements-Refer.: Arch. f. Entwicklungsmech. d.
Organismen Bd. 50, S. 328. 1922. — Derselbe: Pflügers Arch. f. d. ges.
Physiol. Bd. 62.

Macdougal: Zellwachstum. Proc. of the soc. f. exp. biol. a. med. Bd. 19,
Nr. 3, S. 103. 1921.

Mach: Die Analyse der Empfindungen und das Verhältnis des Physischen zum Psychischen. Jena 1906.

Mangold, O. (Spemann): Regulation und Determination. Arch. f. Entwicklungsmech. d. Organismen Bd. 47. 1920.

Milewski, A. W.: Experimentelles Erzielen von monströsen Goldfischarten. Ebenda Bd. 44, S. 472. 1918.

Minot, Charles: Das Problem des Bewußtseins. Die Methode der Wissenschaft und andere Reden. Jena: Fischer 1913.

Mohr, Fritz: Psychophysische Wechselbeziehungen in der inneren Medizin. Med. Klinik S. 1639.

Monakow: Biologie der Instinktwelt. Schweiz. Arch. f. Neurol. u. Psychiatrie Bd. 8, 1921; Bd. 10, 1922.

Morgan, C. L.: Instinkt und Erfahrung. Berlin: Julius Springer 1913.

Müller, Armin: Fremddienliche Zweckmäßigkeit und menschlische Pathologie. Virchows Arch. f. pathol. Anat. u. Physiol. Bd. 244, S. 308. 1923.

Peter: Konstanz und Variation der Zellen. Mediz. Verein in Greifswald Juli 1910. Dtsch. med. Wochenschr. 1910. S. 2315.

Petersen, H.: Begriff des Lebens. Arch. f. Entwicklungsmech. d. Organismen Bd. 45, S. 439. 1919.

Pflüger, E.: Die teleologische Mechanik der lebenden Natur. Bonn 1877.

Plate: Vererbungslehre. Leipzig: Engelmann 1913.

Plessner: Über die Erkenntnisquellen des Arztes. Klin. Wochenschr. Jg. 2, S. 503. 1923.

Prowazek: Physiologie der Einzelligen. Leipzig u. Berlin: Teubner 1910. S. 87. — Derselbe: Theorie der Cytomorphe. Zool. Anz. Bd. 34. 1909.

Przibram: Teratologie und Teratogenese. W. Rouxs Vorträge 1920. H. 25.

Rabl, C.: Organbildende Substanzen. Leipzig: Engelmann 1906.

Radl, E.: Geschichte der biologischen Theorien. 2 Bde. Leipzig 1909.

Ranke: Leben, Reiz, Krankheit und Entzündung. Münch. med. Wochenschr. Jg. 70, S. 289. 1923.

Rickert, Heinr.: Psychophysische Kausalität. Philosophische Abhandlungen. Tübingen: C. B. Mohr, März 1900.

Roux, Wilh.: Der züchtende Kampf der Teile. Leipzig: Engelmann 1881 u. 1895 in den gesammelten Abhandlungen. — Derselbe: Ges. Abhandl. 2 Bde. Leipzig: Engelmann 1895. — Derselbe: Zu Drieschs Analytischer Theorie. Arch. f. Entwicklungsmech. d. Organismen Bd. 4, S. 466. 1897. — Derselbe: Referat über Hans Driesch, Organ. Regulationen. Ebenda Bd. 13, S. 651. 1902. — Derselbe: Weitere Bemerkungen über Psychomorphologie. Ebenda Bd. 25, S. 720. 1908. — Terminologie der Entwicklungsmechanik der Tiere und Pflanzen. Leipzig: Engelmann 1912. — Derselbe: Über die bei der Vererbung von Variationen anzunehmenden Vorgänge. W. Rouxs Vorträge H. 19. Leipzig u. Berlin: Engelmann 1913. — Derselbe: Die Selbstregulation, ein charakteristisches und nicht notwendig vitalistisches Vermögen aller Lebewesen. Nova Acta d. Kaiserl. Leop.-Carol.-Akad. d. Naturf. Bd. 100, Nr. 2. Halle 1914. — Derselbe: Hat die Betriebsseele das Vermögen zu direkten Gestaltungswirkungen? Gibt es eine besondere Gestaltungsseele? Arch. f. Psychiatrie u. Nervenkrankh. Bd. 58, H. 2/3. Berlin: Hirschwald 1918. — Derselbe: Kausale Analyse. Ergänzungsheft zum Anat. Anz. Bd. 54. Jena: Gustav Fischer 1921. — Derselbe: Über die Flamme, Probionten und das Wesen des Lebens. Arch. f. Entwicklungsmech. d. Organismen. Bd. 51, S. 315. 1922. — Prinzipielles der Entwicklungsmechanik. Herausgegeben von Vaihinger. Leipzig: Felix Meiner 1922. — Derselbe: Die Medizin der Gegenwart in Selbstdarstellungen, S. 35—62. Herausgegeben von Grote. Leipzig: Felix Meiner 1923.

Rosemann, R.: Art und Individualität. Med. Klinik Jg. 17, S. 1377 u. S. 1408. 1921.

Rubens, Heinr.: Entwicklung der Atomistik. Festrede, Kaiser Wilh.-Akademie 2. Dez. 1912. Berlin: August Hirschwald 1913.

Rückert, Heinr.: Grenzen der naturwissenschaftlichen Begriffsbildung. 2. Aufl. Tübingen: Moor 1910.

Runnström: Seeigelentwicklung. Arch. f. Entwicklungsmech. d. Organismen Bd. 43, S. 443. 1918.

Ruzicka, V.: Restitution und Vererbung. W. Rouxs Vorträge, H. 23. Berlin 1919.

Semon: Die Mneme. 3. umgearb. Aufl. Leipzig: Engelmann 1911.

Schaxel, J.: Die Eibildung von *Asterias*. Zool. Jahrb., Abt. f. Zool. u. Physiol. Bd. 37, S. 213. 1914. — Derselbe: Rückbildung und Wiederauffrischung. Verhandl. d. dtsch. zool. Ges. Freiburg 1914. S. 122. — Derselbe: Arch. f. Entwicklungsmech. d. Organismen Bd. 50, S. 498. 1922. — Derselbe: Natur der Formvorgänge in der tierischen Entwicklung. Ebenda.

Schepotieff: Die biochemischen Grundlagen der Evolution. Ergeb. u. Fortschr. d. Zoologie v. Spengel Bd. 4. Jena: Fischer 1914.

Schreber, K.: Der Mensch als Kraftmaschine. Pflügers Arch. f. d. ges. Physiol. Bd. 197, S. 300. 1922.

Schultz, Eugen: Überleben von Teilen. Arch. f. Entwicklungsmech. d. Organismen Bd. 35, S. 210. 1913. — Derselbe: Über umkehrbare Entwicklungsprozesse. W. Rouxs Vorträge 1908. H. 4. — Derselbe: Über Reduktionen. Arch. f. Entwicklungsmech. d. Organismen Bd. 25, S. 401. 1908.

Schwarz, Oswald: Die Sinnfindung als Kategorie des ärztlichen Denkens. Klin. Wochenschr. Jg. 2, Nr. 24, S. 1129. 1923.

Spemann, H.: Arch. f. Entwicklungsmech. d. Organismen Bd. 43, 48, 52, 100. 1918—1923.

Spitzer, A.: Bauplan des normalen und mißbildeten Herzens. Virchows Arch. f. pathol. Anat. u. Physiol. Bd. 243, S. 81. 1923.

Steche, Otto: Grundriß zur Zoologie. Leipzig: Veit & Comp. 1919.

zur Strassen, O.: Widerlegung des Vitalismus. Arch. f. Entwicklungsmech. d. Organismen Bd. 26, S. 162. 1908.

Thompson, D'Arcy Wentworth: Crowth and Form. Refer. Ebenda Bd. 50, H. 1/2, S. 331. 1922.

Twort, Die ultramikroskopischen Virusarten. Journ. of state med. Bd. 31, Nr. 8, S. 351. 1923.

v. Ubisch: Differenzierungsgefälle des Amphibienkörpers. Arch. f. Entwicklungsmech. d. Organismen Bd. 52—97, S. 641. 1923.

Thesing, C.: Experimentelle Biologie. Leipzig: Teubner 1911.

Ungerer: Regulationen der Pflanzen. System der teleologischen Begriffe. W. Rouxs Vorträge H. 22. Berlin: Julius Springer 1919.

Veit: Ontogenie in der Philogenie. Arch. f. Entwicklungsmech. d. Organismen Bd. 47, S. 76. 1920.

Verworn: Kausale und konditionale Weltanschauung. Jena 1912.

Weizsäcker, V.: Reflexe. Klin. Wochenschr. Jg. 1, S. 2217. 1922. — Derselbe: Über Gesinnungsvitalismus. Klin. Wochenschr. Jg. 2, Nr. 1, S. 30. 1923.

Weigert: Gesammelte Abhandlungen. 2 Bde. Berlin: Julius Springer 1906.

Weismann, August: Deszendenztheorie. 2 Bde. Jena 1913.